Von der Oma zum OM

Die Weisheit des Yoga
in den Sprüchen unserer Omas

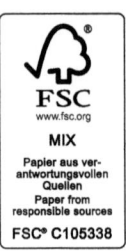

© 2019 Martina Weickel
Text- und Bildrechte: Martina Weickel / Mannheim
Umschlaggestaltung und Layout: Gabriel Fritsch / Mannheim

Verlag: TWENTYSIX – der Self-Publishing-Verlag
Eine Kooperation zwischen der Verlagsgruppe Random House
und BoD – Books on Demand
Herstellung und Verlag:
BoD – Books on Demand, Norderstedt

ISBN 978-3-7407-5386-3

Bibliografische Information der Deutschen Nationalbibliothek:
Die Deutsche Nationalbibliothek verzeichnet diese Publikation
in der Deutschen Nationalbibliografie; detaillierte bibliografische Daten
sind im Internet über dnb.d-nb.de abrufbar.

Meiner Oma Elfriede zum 108. Geburtstag

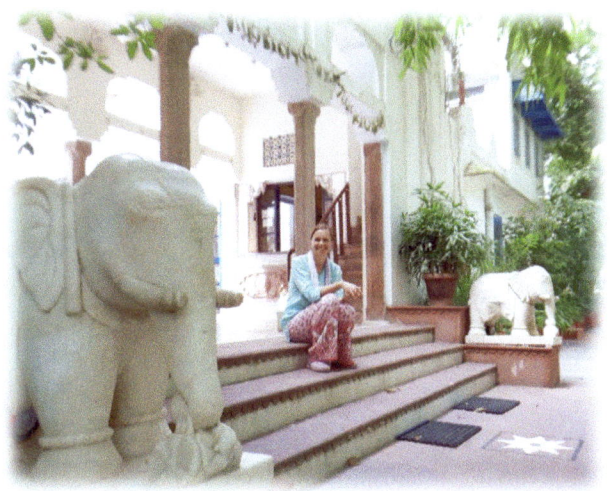

Elefanten und Enkelkinder vergessen nie

inhaltsverzeichnis

INHALTSVERZEICHNIS 5
VORWORT DR. JAYADEVA YOGENDRA 7
VORWORT DER AUTORIN 9
LICHT UND SCHATTEN 11
RUHE 15
GLÜCK 20
KONFLIKTMANAGEMENT 26
DER FRÜHE MORGEN 39
DER RUF 42
DAS ALTER KANN AUCH EINE GUTE ZEIT SEIN 54
ALCHEMIE 55
HELDENREISE 62
DER RICHTIGE AUGENBLICK 65
URSACHE UND WIRKUNG 75
WAHRHAFTIGKEIT 87
GELASSENHEIT 94
NAHRUNG 115
TRANSZENDENZ 125
ACHTSAMKEIT 145
DANKBARKEIT 156
UBUNTU – EINHEIT 162
GESUNDHEIT 164
HEITERKEIT 168
ERINNERUNGEN AN OMAS 170
DANK 173

vorwort dr. jayadeva yogendra

Das Alter und der Kamm der Erfahrung

Das Alter kommt mit seinen eigenen Wesenseinheiten. Es gibt die Vorteile, ein Senior zu sein, aber das Alter besitzt auch Nachteile. Die Medaille hat zwei Seiten. Der gealterte Mensch hat eine Menge Erfahrungen gesammelt. Jedoch fehlt ihm die Möglichkeit, diese Erfahrungen in Aktionen umzusetzen.
Die Erfahrung ist ein Kamm, den die Natur für glatzköpfige Personen vorgesehen hat. Hier müssen wir die Tatsachen des Lebens akzeptieren. Bestimmte Dinge geschehen. Es gibt unauslöschliche Gesetze, die dies regeln. Der Alterungsprozess ist so ein Ereignis. Gleichzeitig geht auch der Prozess des Lernens und des Sammelns von Wissen unauslöschlich bei jedem lebenden Wesen voran. Wir bleiben bis zum Ende Lernende.
So kann die Antwort gefunden werden zu der Frage, warum die Natur einen Kamm aus Erfahrung entstehen lässt, der nicht genutzt werden kann, da die Menschen nun eine Glatze haben.
Akzeptiere die Fakten des Lebens- ein Kamm kann von dir genutzt werden und auch von anderen! Wenn du einen Kamm aus Erfahrungen bekommen hast, dann solltest du auch wissen, wie du Menschen anziehen kannst, die sich diesen Kamm von dir ausleihen können und ihn benutzen. Das persönliche Verhalten der erfahrenen Person sollte so einladend sein, dass die anderen freiwillig und glücklich zu dem alternden Individuum kommen, um von ihm zu lernen.
Jeder von uns hat seinen ganz einzigartigen Platz in dieser Welt. Die Alten haben ebenso ihren Platz wie die Jungen. Das Konzept der Verantwortung webt sich wie ein roter Faden durch die gesamte menschliche Evolution. Wenn jeder von uns seine eigene Verantwortung übernimmt, hilft jeder dem Prozess des Lebens und auch den Menschen

untereinander. Im Yoga wird dies bereits als spirituelle Entwicklung angesehen.

Dieses Konzept, dass jeder in diesem großen Prozess seine Rolle spielt, ist alles, was wir tun können. Der Baum, der Berg, die Alten und die Jungen, sollten mit ganzem Herzen in das involviert sein, für was sie in ihrer besonderen Lebenssituation hier sind.

Hierbei ist die innere Haltung wichtig, nicht die Art der Arbeit.

Dr. Jayadeva Yogendra

vorwort der autorin

Als ich in jungen Jahren an das Yogainstitut in Mumbai kam und mich einige Jahre intensiv mit der Yogaphilosophie auseinandergesetzt hatte, erinnerte ich mich immer intensiver an zwei Aussprüche meiner Oma. Der eine war: ‚*Nur die Ruhe*' und der andere lautete: ‚*Lassen wir den Karren laufen*'.
Genau diese beiden Weisheiten sind in kurzen Worten eine Zusammenfassung von Yoga. Die Definition von Yoga: Yoga ist das Zur-Ruhe-Bringen der Gedanken.
Eine Abkürzung davon ist: Nur die Ruhe.

Im Laufe der Jahre machten sich diese beiden Weisheiten immer stärker in mir breit.
Es wurde mir klar, dass die Wissenschaft und Weisheit des Yoga bereits in allen Kulturen verankert ist und durch Weisheiten unserer Ahnen und Ahninnen präsent in unser Leben hinein fließt.
Daher wollte ich diesem Zusammenhang zwischen den Aussprüchen unserer Omas und einer Philosophie, die tatsächlich zur Ruhe der Gedanken und damit zur Ruhe im Leben führt, einen Raum geben.
Einen besonders liebevollen Raum, den Raum zwischen der Oma und ihrem Enkelkind.
Natürlich heißt das noch lange nicht, dass nicht auch die Opas mit ihren Weisheiten unsere Gegenwart mitgestalten, doch bei mir war es meine Oma, und so ist dieses Buch ‚Von der Oma zum Om' entstanden. Der ein oder andere Spruch eines Opas hat sich jedoch in das Buch mit eingewoben.
Ich habe viele Menschen nach ihrer Oma und deren Weisheit gefragt. Es gab schöne und traurige Geschichten und es gibt ein letztes Kapitel für diejenigen, die mir ihre Erinnerungen gesendet haben und die zum Teil gar keine Oma gekannt haben.

Wenn wir unser Erbe, bestehend aus den Weisheiten unserer Vorfahren und aus der Jahrtausende alten Yogaphilosophie ernst nehmen und versuchen, dies zu leben, so wird etwas Wunderbares in uns entstehen: ein Leben in Lebendigkeit, Heiterkeit, Gelassenheit, Weisheit, das wiederum denen, die uns folgen, den Weg ebnet.

Die Erfahrungen der älteren Menschen, ihr Dasein, das, was sie durchlebt haben, verdient unseren allertiefsten Respekt. Sie haben die Basis für unser heutiges Leben gelegt, sie sind die Erde, auf der wir stehen. Sie verbinden uns mit einer Welt, deren Form wir nicht kennen, die sie jedoch erlebt haben. Dies ist unser einziger wirklicher Kontakt zur Vergangenheit. Sie sind historische Zeitzeugen, sind Zeugen von etwas, was es nicht mehr gibt, was aber notwendig war, um unsere Gegenwart zu gestalten.

Wichtig ist, dass ein alter Mensch Fülle verströmt. Er ist voll von dem, was er in seinem Leben erfahren hat. Diese Fülle hilft den jüngeren Menschen, Visionskraft zu entwickeln. Auch als alter Mensch kann man stark in die Zukunft hinein visionieren.

Und ich glaube, das ist ein schöner beruhigender Gedanke, wenn wir diese Ebene verlassen, dass wir der Weg waren, über den ein Wandel der uns Nachfolgenden geschehen kann

Namaste,
Martina

licht und schatten

*Licht und Schatten muss es geben, soll das Bild vollendet sein.
Darum wechseln stets im Leben, tiefe Nacht und Sonnenschein.*

Dieser Spruch wurde mir von meiner Oma in mein Poesiealbum geschrieben, und sollte mein Leben nachhaltig beeinflussen, da ich einen Hauptfokus meines Lebensauftrages in der Akzeptanz und Integration des Schattens sehe.

Der Schatten wird sowohl für alles Unangenehme, was uns von außen zustößt und für alle unerlösten Anteile in unseren Inneren als Bild verwendet. Die unerlösten Anteile, die sich oft im Unterbewusstsein befinden und dort unerkannt bleiben und unser Leben von dort regieren, werden im Yoga als Widerstand, der aus dem Ego entsteht, bezeichnet. Dieser Widerstand richtet sich vor allem gegen die eigene Heilung. Die Heilung bestünde nämlich aus der Auflösung des Egos, welches uns an die Materie und Welt bindet und je stärker dieses Ego ausgeprägt ist, umso mehr Widerstand wird es bei seiner Auflösung leisten. Manche Menschen haben daher sehr viel Arbeit. Häufig besteht der Widerstand aus Angst. Diese Angst kommt aus dem Gedanken: wenn ich loslasse, habe ich nichts mehr. Aus dieser Verlustangst krallen wir uns an materiellen Dingen und Beziehungen fest. Es ist aufschlussreich, dass dieser Schattenaspekt in vielen Biografien enorme schöpferische Kräfte auslöst. Wer unter seinen eigenen dunkleren Anteilen leidet, sucht oft nach Ressourcen und Quellen der Weisheit, um wieder Licht zu sehen. Dabei werden ungeahnte Kräfte hervorgerufen und es können Meisterwerke entstehen. Damit wird klar: Das Bild kann nur vollendet werden, wenn es diesen Wechsel gibt, eine Welle, die uns mit nach unten nimmt, um uns mit der nächsten Welle wieder emporzuheben. Das lehrt uns, die Erfahrungen nicht als reinen Leidensweg zu betrachten, sondern als Möglichkeit, unserem Selbst zu einer neuen Geburt zu verhelfen. Es muss den Schatten geben, um das Licht sehen zu wollen.

Übung: Beobachte deinen eigenen Schatten, wenn du in der Sonne spazieren gehst. Lächle ihm freundlich zu.

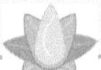

Nach Regen folgt Sonnenschein.

Oma Elfriede von Martin aus Ludwigshafen

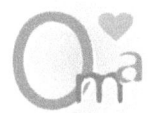

In der Natur gibt es einen Rhythmus, es regnet, dann scheint wieder die Sonne, im Wechsel. Wenn man sich darüber bewusst ist, dass irgendwann bald wieder die Sonne scheint, kann man optimistisch sein und hoffen. Man kann das Wetter auch einfach nur beobachten und es nicht beurteilen. So bleibt man ausgeglichen und in Balance. Es ist wie eine sachliche Feststellung, von der man sich nicht beeindrucken lässt. Mag es auch jetzt etwas ungemütlich sein, so kommt demnächst wieder etwas Schönes, denn die Sonne kommt hervor. Nach dem Regen ist oft alles viel schöner. In Indien sieht die Natur nach dem Monsun, der Regenzeit ganz besonders wunderbar grün und frisch aus. So wird oft gerade das, was uns vielleicht nicht so viel Freude bereitet zur Voraussetzung für das bewusste Wahrnehmen der Sonne und dem Schönen, was dann folgen kann. Daher lohnt es sich, bei jeder Wetterlage in seiner inneren Mitte zu bleiben, wohlwissend, dass die Sonne bald wieder scheinen wird.

Übung 1: Höre dir das Lied von Udo Jürgens an, Und immer wieder geht die Sonne auf.

Übung 2: Mache dir beim nächsten Regen oder bei Wetter, das dir nicht gefällt, bewusst, dass sowohl jedes Wetter als auch jede Situation nur eine vorübergehende Erscheinung ist.

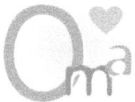

Das Leben ist wie eine Torte. Mal kommt eine helle Sahneschicht, mal eine dunkle Schokoladenschicht.

Oma Janina von Vika aus Litauen

Eine Torte schmeckt gut, besonders eine, bei der es Abwechslung gibt zwischen der Sahne- und Schokoschicht. Erst diese Abwechslung führt zur Süße des Lebens. In diesem Bild der Torte liegt Trost und Beruhigung. In jedem Leben, in jeder Biografie gibt es dieses Auf und Ab. Es ist normal, gehört dazu, eine Sache, die es zu akzeptieren gilt und über die man sich nicht aufzuregen braucht. Auch den anderen geht es so. Wichtig dabei ist, diesen Wechsel zu verstehen und ihn nicht über zu bewerten. Nicht immer ist die helle

Sahneschicht am Wirken und es kommt darauf an, gleichmütig auf den Wechsel zu reagieren. Dazu bedarf es einer inneren Stabilität, so wie ein Yogi, der Gleichmut im Erfolg und Misserfolg bewahrt. Im Bild der Torte zeigt sich auch Humor und Leichtigkeit, denn insgesamt schmeckt die Torte sehr gut. Je mehr wir daher dieses Wechselspiel in der Tiefe begreifen, desto süßer und leichter wird unser Leben.

Übung: Versuche, wenn dir das nächste Mal etwas für dich Unangenehmes widerfährt, Gleichmut zu wahren. Denke dabei an die Torte.

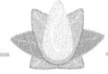

ruhe

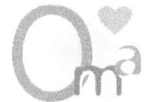

Nur die Ruhe .

Oma Elfriede von Martina aus Mannheim

Durch Yoga werden die Gedanken zur Ruhe gebracht. Was bedeutet das? Morgens wachen wir auf, denken vielleicht daran, was es alles zu erledigen gilt und werden bei diesem Gedanken schlecht gelaunt. Nach dem Frühstück fühlen wir uns vielleicht gestärkt und daher besser. Dann erhalten wir unverhofft ein Kompliment und blühen auf. Am Nachmittag gibt es einen Rüffel vom Chef und schon sinkt die Laune in den Keller. So vergehen die Tage in einem ständigen Auf und Ab, wir schwanken dabei und sind nicht in Balance. Aus den Tagen werden die Wochen und ein ganzes Leben. In diesem Leben sind wir der Spielball unserer eigenen Gedanken, die abhängig von äußeren Umständen sind.

Je mehr wir lernen, ruhig zu bleiben, egal, was im Äußeren geschieht, umso besser geht es uns. Die Gedanken verlieren ihre Intensität, sie kommen und gehen wie Wolken am Himmel. Im Inneren bleibt alles ruhig. Es entwickelt sich eine tiefe Ruhe in allen Lebenssituationen.

Das ist Yoga und auch das, was meine Oma gemeint hat, obwohl sie nie etwas von Yoga gehört hat: Nur die Ruhe.

Eine Handlung, die aus einem unruhigen Geist kommt, führt ins Chaos. Wenn wir ruhig sind, so sind alle Handlungen klar.

Übung: Nimm dir heute vor, bei allen Situationen ruhig zu bleiben, egal was geschieht.

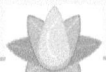

Reden ist Silber, Schweigen ist Gold.

Uroma Katharina von Jeannette aus Gersfeld

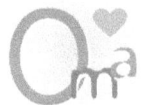

Yoga bedeutet Stille. Im Schweigen liegt Gold, das Wertvollste, was es gibt. Warum?
Im Schweigen kann eine Verbindung zu unserem Inneren entstehen. Wer schweigt, hört sich selbst zu. Auch einen anderen Menschen kann man durch eigenes Schweigen, ein empathisches Schweigen, besser verstehen lernen. Man achtet auf die Worte, auf die Energie, mit der die Worte gesprochen werden, auf den Blick, die Gesten und hört einfach zu. Dadurch kann eine sehr schöne Verbindung entstehen. Reden ist Silber, das bedeutet, auch Reden ist wertvoll, aber dieses stille empathische Zuhören schlägt eine noch einfachere Brücke zum anderen.
In der Stille geschieht etwas Ungewöhnliches. Man beginnt, sich selbst zu spüren und wahrzunehmen und kommt zur Ruhe. Man spürt eine Fülle, der man zuhören kann.
Es entsteht eine Regeneration, man erholt sich von der lauten äußeren Welt und taucht in eine leise innere Welt, in die Welt der feinen Töne und Zwischentöne. In eine unbekannte Welt, in der Gold gewonnen wird. Das

Gold der Ruhe, der Einkehr, ein Balsam für die Seele. In der Stille kann Heilung stattfinden, plötzlich ist man zu sich gekommen, angekommen, zur Ruhe gekommen.
Die Stille hat etwas Kontemplatives, sie schafft Raum und innere Weite. In der Stille werden die Eindrücke verarbeitet und es entwickelt sich eine neue Offenheit.

Übung: Übe fünf Minuten Stille jeden Tag. Setze dich bequem hin und schließe die Augen, der Atem fließt im eigenen Rhythmus. Tauche ein in das Gold des Schweigens.

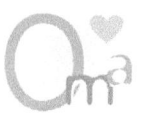

Schläft man nicht, so ruht man doch.

Uroma Katharina von Jeannette aus Gersfeld,
Oma Gerda von Sigrid aus Nürnberg

Auch wenn man nicht schläft und liegt, kann man bewusst entspannen. Diese Entspannung wird im Yoga sogar, wenn sie richtig ausgeübt wird, als Äquivalent zum Schlaf angesehen, zum Teil sogar als besser als Schlaf.
Jeder einzelne Körperteil sinkt zur Erde und alle Muskeln werden entspannt. Der Atem fließt ruhig. Gerade wer gestresst ist, könnte mehrere Male am Tag bewusst entspannen, um sich zu erholen. Man schläft dabei nicht, aber man entspannt und findet Ruhe. So wie Ein- und Ausatmen zwei unterschiedliche Bewegungen sind, so bedarf es im Leben

der Arbeit und der darauf folgenden Ruhe und Entspannung. Die Gesundheit und auch der psychische Zustand verbessern sich sehr, wenn beide Tätigkeiten in Balance sind. Wer in einem sehr entspannten Zustand ist, braucht sogar weniger Schlaf, denn er kann sich sogar bei der Arbeit ausruhen. Die Arbeit fällt einer entspannten Person überaus leicht und strengt nicht besonders an. Auch Gespräche sind nicht mehr kräftezehrend, weil man währenddessen entspannt bleibt.

Übung: Lege dich für 10 Minuten auf eine Matte am Boden und entspanne jeden einzelnen Körperteil, beginnend mit den Füßen. Lasse deinen Atem ruhig fließen. Atme Entspannung ein und Anspannung aus. Die Augen bleiben geschlossen. Nun bist du ganz bei dir.

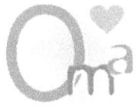

Dem, der das Bett erfunden hat, dem sollte man ein Denkmal setzen.

Oma von Monica aus Mannheim

Die Nachtruhe ist sehr wichtig und für unsere Gesundheit und Regeneration verantwortlich. Eine gute Naturmatratze, immer frische Bettwäsche aus Naturmaterialien und ein gut belüftetes schönes Schlafzimmer sorgen für Wohlbefinden.
Schon morgens liebevoll das Bett zu machen, vielleicht mit ein paar Tropfen ätherischen Öls besprenkeln, fördert die Vorfreude auf die Nacht.

Daher dienen Bett und Schlafzimmer mit guter Energie als Ort der Heilung und Regeneration.

Auch wie der Abend verbracht wird, spielt eine große Rolle für die Nachtruhe. So wenig Eindrücke wie möglich durch aufregende Filme oder Bücher sammeln und ein vorabendliches Ritual, das uns auf die Nacht einstimmt, wie z.b. eine warme Mandelmilch mit Kurkuma, bringen Spaß und stimmen auf die Nacht ein. Die Qualität des Schlafes kann sehr stark beeinflusst werden durch eine gute Vorbereitung. Ein paar Yogaübungen oder eine bewusste Entspannung sind ideal. Und ganz wichtig: der letzte Gedanke in der Nacht wird der erste Gedanke am frühen Morgen sein. Ist dieser positiv und beruhigend, wird es eine erholsame Nacht werden und das Bett wird tatsächlich zu einem denkwürdigen Ort.

Großartig, dass das Bett erfunden wurde.

Übung: Denke an etwas Positives vor dem Einschlafen.

glück

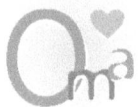

Streichle ein Waisenkind, so wird es dir Glück und Hoffnung bringen.

Oma von Canan aus der Türkei

Es gibt nichts Schöneres für einen Menschen, wie einen Beitrag zum Wohlergehen eines anderen zu leisten. Darin liegt eine große Erfüllung.
Es gibt viele Arten, einen Beitrag zu leisten, doch wer braucht mehr unsere Liebe und Fürsorge wie ein Kind ohne Eltern? Eine traurigere Situation kann man sich fast nicht vorstellen. Wer schon einmal unter dem Gefühl von Einsamkeit gelitten hat, kann sich einfühlen in ein Kind, welches seine Eltern nicht kennt oder verloren hat. Wer dieses Kind streichelt und ein wenig für es sorgt, gibt dem Kind wieder neue Hoffnung. Es ist dann nicht mehr total allein und verlassen. Und diese Hoffnung spüren dann auch wir. Wer jemandem hilft, aus seiner Einsamkeit herauszufinden, ist auch selbst nicht mehr einsam und kann somit hoffen. Und es macht so glücklich, jemandem dieses Gefühl zu vermitteln. Das ist selbstloses Dienen, ohne an ein Ergebnis oder Geld zu denken. Es kommt aus unserem Herzen. Wir geben etwas von unserer Herzenskraft und werden dafür glücklich. Unser eigenes Verhalten lässt Hoffnung entstehen.
Je mehr man von sich geben kann, ohne eine Belohnung dafür im Auge zu haben, umso glücklicher und freier wird das eigene Leben.

Übung: Versuche heute, etwas für jemanden zu tun, ohne dass es bemerkt wird.

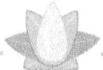

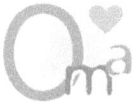 *Kein Pilz ist klein genug, um nicht auch ein Glückspilz zu sein.*

Oma Elfriede von Peter aus Karlsruhe Aue

Das Glück hängt nicht von der Größe und den Fähigkeiten des Menschen ab. Vielleicht denken wir manchmal, wenn ich nur das hätte, oder so wie diese Person aussehen würde, wenn ich nur mehr Geld hätte, talentierter wäre, etc. dann würde es mir besser gehen, ich wäre dann viel glücklicher. Seltsamerweise hängt jedoch Glück nicht von der Größe und auch gar nicht von äußeren Gegebenheiten ab.

Glücklich ist, wer in seinen Lebensfluss hineinkommt. Wer weiß, wozu er hier ist und seine Aufgabe, wie klein sie auch immer erscheinen mag, ergreifen kann. Der das lebt, was er in sich trägt und zur Verfügung gestellt bekommen hat.

Im Yoga sprechen wir von einem Geburtsrecht auf Glück und Gesundheit. Und das gilt für jeden Menschen. Das Glück ist da für den, der in der Lage ist, sein gesamtes Potential zu leben und damit ganz in den Augenblick zu kommen.

Als ich diesen Ausspruch, dass wir ein Geburtsrecht auf Glück haben, von meiner allerersten Yogalehrerin hörte, war ich sehr jung und studierte Jura in Berlin. Ich hielt den Ausspruch für eine glatte Übertreibung, befremdend und sogar unlogisch.

Nun weiß ich, dass es die Möglichkeit, glücklich zu sein, für jeden von uns gibt. Niemand ist zu klein, um ein Glückspilz zu sein.

Übung: Wiederhole innerlich mehrmals am Tag
Ich habe ein Geburtsrecht auf Glück und Gesundheit.

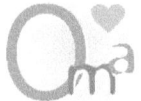
Glück ist Seelenfrieden.

Oma von Helen aus Estland

Die Seele findet Frieden durch Akzeptanz. Wenn man gelernt hat, sich und sein Leben zu akzeptieren. Auch wenn sich ständig etwas verändert.

Der Mensch weiß nun, dass sich alles ändert, dass er aber eine stabile Instanz im Inneren hat, auf die er sich verlassen kann. Im Yoga nennen wir diese stabile Instanz auch den inneren Wesenskern. Er bleibt unverändert, auch wenn sich alles im Äußeren verändert. Je mehr man mit diesem inneren Wesenskern in Verbindung tritt, umso mehr können wir die Veränderungen akzeptieren. Man macht seinen Frieden damit, dass nichts bleibt, wie es ist. Wenn man diese Wahrheit verstanden hat, dann ruht man in sich und verwechselt nicht mehr das Wahre mit dem, was vergeht. Man identifiziert sich nicht mehr mit den Oberflächlichkeiten wie dem eigenen Namen, dem Beruf, der Nationalität, mit seiner Familie, etc. sondern bleibt losgelöst in Konzentration auf die Seele.

Es entsteht ein starker innerer Frieden, der ins Glück hineinführt.

Da die Verwechslung und Identifikation mit den materiellen Dingen vorbei ist, versucht man auch nicht mehr, daran festzuhalten. Der Widerstand, etwas herzugeben und los zu lassen, kostet nur sehr viel Energie und bringt keinen Frieden.

Wenn die Situationen überlebt sind, lässt man sie in Frieden los. Daher bleibt man stabil und sogar glücklich.

Glück ist daher Seelenfrieden, wie Helenes Oma aus Estland zu sagen pflegte.

Übung: Mache für eine Minute deine Augen zu und spüre die Verbindung mit deinem Inneren. Übe so oft du möchtest.

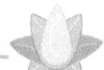

Jeder ist seines Glückes Schmied.

Oma Erna von Annell aus Mannheim

Ein Schmied gestaltet aus einem sehr festen Material etwas Neues. Es entsteht genau das, was er sich zu Beginn der Arbeit vorgenommen hat. Ebenso besteht die Möglichkeit, das eigene Glück positiv zu beeinflussen und mitzugestalten. Dazu bedarf es eines Lauschens auf die Gesetze der Natur. Eine allererste Verantwortung besteht in dem Aufrechterhalten einer stabilen emotionalen und physischen Gesundheit. Die emotionale Gesundheit hängt sehr stark damit zusammen, in jedem Moment des Lebens positiv über sich zu denken. Wem es gelingt, in jeder Situation positiv über sich zu denken, der schmiedet sich einen glücklichen Geisteszustand. Natürlich bedarf es hier eines Trainings, da wir gewohnheitsmäßig meist eher weniger positiv über uns denken, insbesondere wenn etwas schief läuft. Der Geist und die Gedanken richten sich dann schnell nach unten. Wer positiv über sich selbst denkt, denkt auch positiv über andere und schafft daher eine positive Zukunft für sich und die Gemeinschaft. Nach dem Gesetz von Ursache und Wirkung ist die Zukunft glücklich, wenn es uns gelingt, in der Gegenwart keine neue Negativität durch negative Gedanken, Worte oder Handlungen auszulösen. Alle Techniken des Yoga weisen dafür den Weg in einem wissenschaftlich fundierten System von acht Stufen.

Übung 1: Male ein Bild, wie du dir selbst dein Glück schmiedest. Welche Mittel, welche Farben wählst du? Wie siehst du dich und deine Wirkungsmöglichkeit?

Übung 2: Versuche, in jeder Situation positiv über dich zu denken.

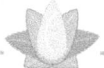

konfliktmanagement

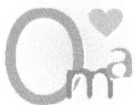

Es wird nicht so heiß gegessen, wie es gekocht wird.

Oma Marina von Milagros aus Kuba

Erst ist etwas sehr heiß, dann kühlt es ab. In jedem Essen steckt eine Transformation, denn die Nahrung ist nach dem Kochen ganz anders als zuvor.

Das bedeutet, in einem Konflikt die Nerven zu bewahren, auch wenn es zunächst einmal heiß her geht.

Vor vielen Jahren dachte ich einmal, dass ein ganzes Projekt von mir komplett untergehen würde, da eine Teilnehmerin genau dies versucht hatte. Ich hatte ziemlich Angst und eine Freundin erwähnte diesen Spruch. Tatsächlich war es eine aufregende Zeit für mich und auch für alle, die an dem Projekt teilnahmen, aber am Schluss konnte es erfolgreich beendet werden. Wir wurden also alle gekocht, aber das Einnehmen der Mahlzeit war in Ordnung. Es lohnt sich daher, die Ruhe zu bewahren, etwas abzuwarten, bis sich die Situation von alleine wieder etwas ordnet. Irgendwann einmal löst sich alles wieder auf, besonders Emotionen. So wild sie auch sein mögen, so ändern sie sich wieder und sind am Ende meist verraucht.

Übung: Wenn es zu einem Konflikt kommt, nie handeln, wenn man ärgerlich oder nervös ist. Warte erst und schlafe eine Nacht darüber.

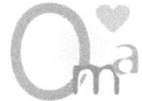 *Wer nicht hören will, soll fühlen.*

Oma Erna von Annell aus Mannheim

Hören bedeutet, Dinge in sich aufzunehmen, zu erkennen und einfühlend zuzuhören. Wer die Gesetze der Natur nicht hört und sie ignoriert, wird irgendwann einmal leiden. Wer z.B. über einen längeren Zeitraum ungesundes Essen zu sich nimmt, wird in den meisten Fällen Schwierigkeiten bekommen. Entweder er nimmt zu, oder das Cholesterin steigt an, oder das Immunsystem wird geschwächt. Wer die Naturgesetze beachtet und achtet, wird weniger leiden. Bezogen auf die Kommunikation bedeutet es, wahrzunehmen, was in einem anderen lebendig ist und zu versuchen, es zu verstehen.

Es bedeutet, auch ganz feine Zwischentöne zu erkennen und transparent zu kommunizieren. Bei der transparenten Kommunikation wird der andere auch darüber informiert, was in mir lebendig ist, was ich fühle und brauche. Eine Voraussetzung dafür ist natürlich, dass ich selbst auf mich höre und einen guten Kontakt mit mir pflege.

Wer nicht auf sich selbst hört, der wird auch leiden. Wer lange in einer Arbeit oder Beziehung verweilt, die seinem inneren Wesen keinen Ausdruck verleiht, wird vermutlich Emotionen haben, die ihm auf längere

Sicht schaden werden. Die eigenen Bedürfnisse erkennen, wahrnehmen und vor allen Dingen ernst nehmen, führt zu einem Leben, das im Einklang mit uns steht. Dies ist ein gewaltfreies Leben, welches automatisch eine gewaltfreie Kommunikation mit anderen Menschen herbeiführt.

Übung: Versuche, mehrmals am Tag für einen kurzen Moment die Augen zu schließen und herauszufinden, was du jetzt gerade fühlst und brauchst. (Im Yoga heißt es, wer nicht feinfühlig ist, wird leiden.)

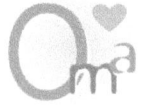

Wenn du etwas lange genug ignorierst, wird es gehen

Oma von Gwyneth aus England

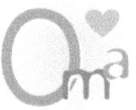

If you ignore something long enough, it will go.

Wo auch immer die Aufmerksamkeit hinfließt, wird etwas groß. Wenn die Aufmerksamkeit von etwas abgezogen wird, bleibt es klein. Sieht man einen Menschen zehn Jahre lang nicht, so wird in den meisten Fällen die Bindung und Anhänglichkeit an die Person schwächer. Auch mit bestimmten Orten, Häusern und

Begebenheiten ist es häufig so. Ebenso kann es mit den Gedanken sein. Wenn man sich auf Gedanken, die unangenehme Gefühle auslösen, konzentriert, bauschen sie sich auf und werden oft unerträglicher als die Situation selbst.

Vielleicht ärgert man sich sehr über etwas, vergisst aber den Ärger, sobald man sich stark auf etwas anderes konzentriert. Das Ignorieren muss lange genug dauern, damit sich die Sache richtig auflösen kann, so als wäre sie nie gewesen. Hilfreich ist dabei auch, sich auf etwas Neues und Positives auszurichten. Nach einer unerfreulichen Trennung könnte man sich immer wieder darüber aufregen, was geschehen ist und daran verzweifeln, oder man gibt sich selbst neue Botschaften, z.B.

Ich freue mich auf eine Zukunft ohne Thomas.

Ich freue mich auf meine Zukunft.

Ich freue mich auf meine Zukunft mit einer neuen Partnerin, einem neuen Partner.

Übung: Wenn du dich das nächst e Mal über etwas aufregst, stoppe dich so schnell wie möglich dabei. Mache etwas völlig anderes und konzentriere dich nur auf das Neue.

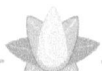

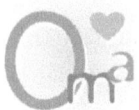

Wer den Mund nicht öffnet, muss den Geldbeutel öffnen.

Oma Kunigunde von Heike aus Ansbach

Kommunikation ist elementar im Zusammenleben von Menschen. Manchmal informieren wir andere nicht genau über das, was wir vorhaben. Es kann dann zu Missverständnissen führen, deren Beseitigung einiges kosten kann.
Die anderen rechtzeitig darüber zu informieren, was wir vorhaben ist eine Voraussetzung für gutes Zusammenwirken. Würde z.B. eine Rechnung über die Steuer nicht rechtzeitig bezahlt werden können und man würde eine Verlängerung der Frist beantragen, wäre alles in Ordnung. Vergisst man dies, so kommt es zur Mahnung, die Geld kostet.
Reden und Kommunizieren fördert die Verbindung zwischen Menschen, es ist eine Brücke von einer Welt zur anderen. Wenn wir unsere Welt nicht erklären, kann ein anderer nur etwas vermuten, aber nicht verstehen, was wir meinen und welche Schlüsse wir ziehen.
Manchmal ist es besonders schwierig, ein bestimmtes Thema anzusprechen, da es uns unangenehm ist. Wir brauchen Mut und Standfestigkeit. Wenn wir es schaffen, transparent über unsere Gefühle und Bedürfnisse in einer Angelegenheit zu sprechen, ohne dabei jemanden zu beschuldigen, ist es möglich, teure Missverständnisse und Konsequenzen zu vermeiden.

Übung: Versuche bei der nächsten schwierigen Situation gleich darüber zu sprechen und Dinge zu klären, bevor es zu unangenehmen Konsequenzen kommen kann.

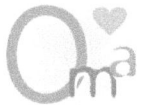

Wenn ein anderer sich wie ein Holzkopf verhält, muss man es nicht auch so machen.

Oma Kunigunde von Heike aus Ansbach

Wenn sich zwei Hunde begegnen und einer bellt, so bellt oft der andere zurück. Ein bestimmtes Verhalten hat eine stereotype Reaktion zur Folge. Gerade diese instinktgebundene Reaktion ist für ein Tier höchst angemessen, jedoch für den Menschen nicht. Auch wenn ein Mensch seine Haltung verliert, ist dies kein Grund, nun selbst in diesen Sumpf mit hinein zu sinken. Wir können innerlich stabil bleiben, auch wenn andere emotional werden. Es gibt immer die Entscheidungsfreiheit, sich wie ein Mensch zu verhalten und nicht einfach nur zu reagieren.

Wichtig ist, die volle Verantwortung für sich selbst, die eigenen Gedanken und Worte zu übernehmen und niemanden zu beschuldigen.

Es gibt die Möglichkeit, sich so zu trainieren, dass man sehr schnell lernt, sich in einen anderen Mensch einzufühlen und seine Worte und Beschuldigen in Bedürfnisse und Gefühle zu übersetzen. Wenn dies gelingt, erkennen wir, dass der andere nur nicht weiß, wie er diese Bedürfnisse ausdrücken kann. Daher benutzt er den anderen Weg und verhält sich ‚wie ein Holzkopf'.

Wir jedoch bleiben ruhig und wählen bewusst Worte, bei denen der andere nicht mehr feindselig bleiben kann.

Übung: Wenn jemand unfreundlich ist, bleibe ruhig. Versuche, dir vorzustellen, was bei ihm momentan nicht stimmt. Vielleicht ist er krank, vielleicht schlecht gelaunt – es hat jedenfalls nichts mit dir zu tun. Er ist vermutlich unglücklich und braucht ein wenig Mitgefühl.

Guter Rat ist teuer.

Oma Erna von Annell aus Mannheim

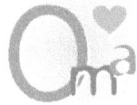

Viele Menschen können Ratschläge erteilen, viele tun es auch, jedoch ist es dann auch wirklich ein guter Rat?

Wenn man einen Rat einholen möchte, ist es gut, sich vorher genau zu überlegen, von wem. Es sollte jemand sein, der in dem betreffenden Gebiet, um das die Situation kreist, sehr viel Kompetenz erworben hat. Am besten ist es immer, wenn dieser Mensch nicht nur in diesem Feld arbeitet, um damit seinen Lebensunterhalt zu verdienen, sondern, wenn er darin seine Berufung gefunden hat. Dann wird er sich nämlich weit über das gewöhnliche Maß hinaus auskennen und mit diesen Themen auseinandergesetzt haben. Dann wäre es noch gut, wenn er ein Mensch ist, der den anderen dienen möchte und wenn er mit dir auf einer Wellenlänge liegt, d.h. wenn man davon ausgehen kann, dass er sich gut in deine Situation einfühlen kann.

Es lohnt sich dann auch, sich für diesen Rat ein wenig Zeit und Geld einzuräumen, also z.B. eine Stunde oder gar einen Tag Coaching, oder Biografiearbeit, oder ein Gespräch mit einer Ärztin oder Heilpraktikerin.

Der beste Rat kommt naturgemäß von einem spirituellen Lehrer, der einen reinen Geist hat. Diesem Rat kann man bedingungslos Folge leisten. Man weiß, woher er kommt und dass kein Eigennutz damit verbunden ist. Guter Rat ist teuer, ein wirklich guter Rat ist wertvoll und kann sich als Leitfaden durch das ganze Leben ziehen.

Dies ist viel besser, als die Probleme immer wieder Menschen in der Familie oder bei der Arbeit zu erzählen, so dass die Ängste und Sorgen sich rasch verbreiten und die Probleme damit verlagert, aber nicht gelöst werden.

Übung: Überlege dir, von wem du in einer bestimmten Angelegenheit gerne einen Rat einholen möchtest. Nimm dir viel Zeit, genau die richtige Person herauszufinden. Du kannst auch darum bitten, dass die richtige Person auftaucht. Wenn du dann hingehst und den Rat bekommst, vertraue dich ihm an.

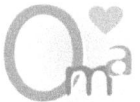

Wer einen guten Rat nicht annimmt, dem ist nicht zu helfen.

Oma Martha von Ralf aus Ludwigshafen

Was ein guter Rat ist, haben wir bereits weiter oben bei Guter Rat ist teuer erfahren.

Ein guter Rat wird von jemandem erteilt, der in seinem

Lebensauftrag ruht und nicht nur aus eigennützigen Gründen agiert. Jemandem, dem das Wohlergehen der anderen sehr am Herzen liegt.

Wer nun das Glück hat, einen guten Rat zu erhalten und ihn dann ausschlägt und vielleicht doch macht, was er instinktiv machen möchte, dann kann man diesem Menschen nicht mehr wirklich weiterhelfen.

Vielleicht hat er es nicht erkannt, dass es sich um einen guten Rat handelt, oder vielleicht konnte er ihm nicht folgen, weil die anderen Muster und Gewohnheiten zu stark waren.

Es ist also lohnenswert, einen guten Rat anzunehmen und ihm zu folgen, wenn man kann.

Auch hier ist wieder der Rat eines Weisen der beste, den man erhalten kann.

Wer sich nur von seinen Instinkten und seiner eingetrübten Wahrnehmung leiten lässt, wird vermutlich im Chaos enden. Ihm kann dann nicht mehr geholfen werden, da er seine ungeordneten Gedanken ernst genommen hat und sich von ihnen leiten lässt.

Noch günstiger ist es allerdings, wenn man in seiner eigenen Gedankenwelt Ordnung herstellt und gar nicht mehr auf einen Rat angewiesen ist.

Ein wirklich guter Rat ist also etwas sehr Wertvolles und kann uns ein ganzes Leben begleiten.

Übung: Wenn dir tatsächlich einmal ein sehr guter Rat erteilt wird, versuche ihn zu überdenken, nehme dir viel Zeit und Raum dafür und vergleich ihn mit dem, was du tun möchtest und welche Bedürfnisse du hast. Wenn er mit diesen in Einklang steht, kannst du dir überlegen, ihm zu folgen.

Du hast Recht und ich habe meine Ruhe.

Oma Martha von Ralf aus Ludwigshafen

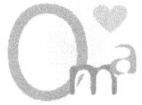

Hier geht es nicht um das Recht haben, sondern um einen höheren Wert, nämlich Frieden und Harmonie. Jeder hat eine Berechtigung, so zu denken, wie er denkt. Der andere denkt, dass er Recht hat und man lässt ihm diesen Gedanken, diese Idee, dieses Konzept, mit dem er sich gerade identifiziert hat. Anstatt sich voller Widerstand, der sehr anstrengend sein kann, dagegen zu stemmen, eine Diskussion mit Eskalation zu riskieren, lässt man im flexiblen Nachgeben der anderen Person ihren Standpunkt. Man löst sich innerlich von dem Impuls, etwas dagegen zu sagen, verzichtet also auf eine Widerrede und das Darlegen der eigenen Meinung und gewinnt dafür Ruhe. *Willst du Recht haben oder glücklich sein?* So fragte Dr. Marshall Rosenberg, der Begründer der Gewaltfreien Kommunikation. Indem man das eigene Ego ein wenig los lässt, gewinnt man einen inneren Freiraum und fühlt sich oft wesentlich glücklicher wie nach einer anstrengenden Diskussion, die oft zu Streit und innerer Abtrennung führt. In gewisser Weise bedeutet es auch, einen Stopp zu setzen, abzuwarten, sich wieder mit Ruhe und einem guten Gefühl zu verbinden. Die Diskussion kann auch zu einem anderen Zeitpunkt wieder aufgegriffen werden, bei dem es mehr Hoffnung auf Konstruktives gibt.

Eine Meinung ist immer vorgefärbt von den Erfahrungen aus der Vergangenheit. Um Meinungen zu kämpfen ist daher ein beinahe sinnloses Unterfangen, da es sich nur um gedankliche Konstrukte handelt und nicht um die Wahrheit.

Übung: Wenn du das nächste Mal in einer Situation bist, in der jemand auf seine Meinung pocht, beobachte, wie du dich fühlst und versuche, erst einmal ruhig zu bleiben.

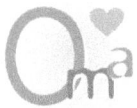

Jeder hat einen Wolfszahn, die einen hinten, die anderen vorne.

Uroma Maria von Petra aus Viernheim

Jeder trägt tief eingekerbte Erinnerungen in sich, die Ursachen von Leid sind. Manche tragen die Erinnerungen im Verborgenen, bei manchen sind sie sichtbar. Auch wenn jemand in seiner Entwicklung bereits fortgeschritten ist, bestehen tief im Unbewussten noch Eindrücke aus der Vergangenheit, die bei ihm leidvolle Gedanken, Worte und sogar Taten auslösen können. Dabei handelt es sich um subtilere Auslöser als bei einem Menschen, der bereits sehr stark reagiert, wenn jemand anders ein Wort der Kritik an ihm äußert. Der Spruch wirbt um Verständnis, dass sich bei jedem Menschen (Heilige sind hier vermutlich ausgenommen) noch Unreinheiten im Geist verbergen können, die in einer bestimmten Situation ans Tageslicht kommen können und hält uns dazu an, Nachsicht zu üben mit dem Bewusstsein, dass auch bei uns noch ‚Aufräumarbeiten' vorzunehmen sind.

In der gewaltfreien Kommunikation nach Dr. Marshall Rosenberg wird der Wolf als Symbol für einen Menschen genommen, der noch nicht empathisch mit seinen Gefühlen und Bedürfnissen verbunden ist. So versucht man, die „Äußerungen" eines Wolfes in Gefühle und Bedürfnisse zu übersetzen. Ertappt man sich selbst bei „wölfischen" Gedanken oder Worten, ist es äußerst hilfreich, sich zu fragen, was man in diesem Augenblick fühlt und wirklich braucht ohne sich zu verurteilen.

Jeder hat einen Wolfszahn, und damit brauchen wir weder uns noch einen anderen zu beurteilen und zu bewerten. Wichtig ist lediglich, in einem gemeinsamen Unterfangen, wieder in Verbindung mit den Gefühlen und Bedürfnissen zu kommen.

Übung 1: Wenn du dich ärgerst, finde heraus, was du jetzt gerade brauchst.

Übung 2: Wenn sich jemand anders ärgert, versuche mit Fremdeinfühlung herauszufinden, was dieser Mensch jetzt gerade braucht.

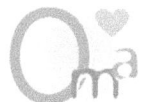

Wo gehobelt wird, da fallen Späne

Oma Erna von Annell aus Mannheim

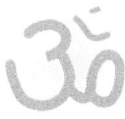

Man kann nichts gestalten und in die Welt setzen ohne Spuren zu hinterlassen. Werden die Haare beim Friseur geschnitten, müssen sie anschließend vom Boden weggefegt

werden. Leitet man einen Yogaworkshop, so muss im Anschluss saubergemacht werden. Diese Nachbereitung gehört zur Arbeit dazu.
Manchmal kann es auch, wenn man arbeitet und etwas gestaltet, rau zu gehen, etwas läuft schief oder geht kaputt. Oder es ist jemand beleidigt oder es gefällt jemandem nicht, was man macht, eine Beziehung wird vielleicht gestresst. Man kann nicht erwarten, dass bei einem Projekt immer alles glatt läuft, es wird Folgen und Spuren geben, unter Umständen auch etwas Unangenehmes oder Kompliziertes entstehen. Damit gilt es zu rechnen. Gut wäre, dies von vorneherein mit ein zu planen, ebenso die Zeit, die benötigt wird, um die „Späne" zu entfernen. Dies bezieht sich auch auf Missverständnisse, Konflikte und einen rauen Ton. Bei der Gestaltung von Neuem wird Kraft freigesetzt, denn es wird in die Materie eingegriffen, wodurch eine eigene Dynamik entsteht, die wiederum etwas Neues in Gang setzen kann.
In dieser Weisheit liegt Beruhigung, wenn etwas schief gelaufen ist oder wenn man schwierige Aufräumarbeiten vor sich hat, mit denen man nicht gerechnet hat. Dass Späne fallen, ist nicht schlimm, sondern es gehört einfach dazu. Am besten man akzeptiert dies mit Gelassenheit und Sinn für die Realität.

Übung: Plane auch die Nachbereitung einer Aufgabe mit ein. Wenn es keine materiellen Spuren gibt, die es zu beseitigen gilt, bereite etwas nach, was du getan hast. Nimm dir viel Zeit, ebenso viel wie für die Vorbereitung. Man kann z.B. überlegen, was man gut fand und was man vielleicht noch ein wenig anders machen möchte beim nächsten Mal.

der frühe morgen

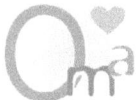

Morgenstund hat Gold im Mund.

Oma Inge von Pauline aus Mannheim

Morgens liegt die Energie des ganzen Tages vor uns: der neue Tag atmet ein! Es hat sich noch niemand gestritten, noch fahren nur wenige Autos, es liegt die Vorahnung des Neuen in der Luft. In Indien nennt man die ganz frühen Morgenstunden zwischen vier und sechs Uhr die Stunde Gottes. Es ist eine besondere Zeit, die sich sehr gut eignet, etwas Besinnliches zu tun wie einen Spruch zu lesen, Yoga üben, die Augen schließen und dabei der Stille lauschen, den Vögeln zuzuhören, Tagebuch schreiben, sich etwas Schönes vornehmen etc. Wie man diese Stunden verbringt, bestimmt die Qualität des nun kommenden Tages. Daher hat die Morgenstunde ein kostbares Versprechen, nämlich Gold im Mund.
Wer diese Zeit für sich nutzt, kann dem neuen Tag optimistisch entgegenblicken.
Besonders wirksam ist das Setzen einer Intention. Hier überlegt man sich genau, wie man den Tag verleben möchte. Was ist heute besonders wichtig? Welche Qualität werde ich besonders gut brauchen können?
Das ist eine sehr interessante Übung, man begegnet häufig genau den Themen, über die man am Morgen bereits reflektiert hat und es ist jeden Morgen anders.
Übrigens, in den Veden, den ältesten Schriften der Welt steht, wer nach 6 Uhr aufsteht, hat den Tag verloren.

Übung: Überlege dir morgens, in welcher geistigen Haltung du den Tag verleben möchtest, z.B. heute möchte ich bei allem friedlich bleiben.

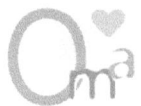
Der frühe Vogel fängt den Wurm.

Oma Inge von Pauline aus Mannheim

Am frühen Morgen lassen sich Dinge sehr gut erledigen, es gibt Morgenwind.

Es steht viel Energie zur Verfügung, um zu arbeiten und kreativ zu sein, besonders nach einer ruhigen Einstimmung in den Tag.

Wenn man am frühen Morgen oder Vormittag schon zügig gearbeitet hat, fühlt man sich oft den ganzen Tag wohler.

Bei einem guten Musikstück setzen die ersten Noten den Ton für das ganze Werk. Ebenso ist es wesentlich, den Beginn von Ereignissen besonders bewusst zu gestalten. In Indien gibt es dann oft eine kleine Zeremonie, puja genannt, um den Segen für das Bevorstehende einzuladen.

Bei uns ist es manchmal so, dass wir in die neuen Situationen hineinstürmen, möglichst schnell und dann fehlt dieser wichtige Moment des Innehaltens und bewussten Wahrnehmens.

Wir gehen teilweise ohne Vorbereitung in Begegnungen oder Telefonate und vergessen, zu überlegen, was wir nun eigentlich genau damit bezwecken wollen. Eine frühzeitige Vorüberlegung kann sehr hilfreich den Erfolg der Angelegenheit herbeiführen.

Übung: Versuche die morgendliche Energie zu kreativen Taten zu nutzen. Überlege dir vor der nächsten Begegnung mit einem Menschen oder einem wichtigen Gespräch genau, wie du möchtest, dass das Gespräch verläuft, wie du dich verhalten möchtest und was das Ziel sein soll. Du kannst es auch aufschreiben, um ganz sicher zu gehen.

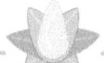

der ruf

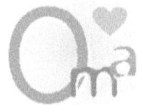

Arbeit macht das Leben süß.

Oma Erna von Annell aus Mannheim

Arbeit erweitert das Selbst und gibt die Gelegenheit, sich selbst in der Welt auszudrücken und sie mitzugestalten. Wer keine Arbeit hat oder eine Arbeit, die ihn nicht erfüllt, kann sich daher oft nicht in dieser Form selbst ausdrücken. Lottogewinner sind oft unglücklicher als andere und nehmen sich sogar häufig das Leben, denn es ist sinnentleert geworden. Untätigkeit ist daher ein Weg, der nicht ins Glück führt.

Im Yoga werden immer kleine Dinge getan, damit der Geist beschäftigt ist. Ein untätiger Geist gerät schnell auf Abwege. Wenn man jede Arbeit verrichtet und dabei fröhlich bleibt, auch wenn es sich um zuweilen unbeliebte Tätigkeiten wie Putzen oder die Steuererklärung machen handelt, so versüßt die Arbeit das Leben. Dabei kann sogar gesungen werden.

Übung: Wenn du das nächste Mal eine Tätigkeit verübst, die dir keinen Spaß macht, versuche, dabei fröhlich zu sein. Es ist ein Training, das den Geist in Balance bringt, egal, was du tust.
Wenn es Putzen ist, drehe die Musik auf und singe.

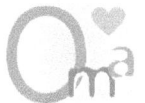

Die Arbeit ist das größte Vergnügen.

Oma Kunigunde von Heike aus Ansbach

Sicherlich wird hier auf eine Arbeit Bezug genommen, die erfüllend ist.

Erfüllend ist eine Arbeit dann, wenn sie mit dem Lebensauftrag in Einklang steht. Jeder Mensch kommt mit einem Lebensauftrag auf die Erde. Es sind Verantwortlichkeiten, die auf ihn zukommen und bestimmte Talente und Befähigungen individueller Natur, die er den anderen zur Verfügung stellen wird. Wenn er diese Talente zu einer Einheit zusammenfügt, werden sie zu einem einzigartigen Selbstausdruck. Nur dieser eine Mensch hat genau diese Kombination von Fähigkeiten und Möglichkeiten.

Warum nun laufen nicht alle Menschen mit einem glückseligen Lächeln an ihren Arbeitsplatz?

Oft entspricht die Arbeit nicht dem Lebensauftrag. Der Mensch lebt an seinem eigenen Auftrag vorbei. Es fühlt sich dann so an, als ob man sein Leben verschwendet. Anstatt Begeisterung für die Aufgaben machen sich Lethargie und Widerstand breit.

Manchmal ist der Lebensauftrag noch unerkannt, oder er ist zwar erkannt worden, aber bestimmte Glaubenssätze, Ängste und Blockaden verhindern, dass man im Lebensfluss schwimmen kann.

Und manche haben ihren Lebensauftrag erkannt und ergriffen, und dennoch bedarf es einer Veränderung, die einer neuen Bewusstseinsstufe angepasst ist. Denn die Aufgabe wird größer, wenn das Wissen ansteigt.

Also brauchen wir wieder neuen Mut, diese neue Herausforderung anzunehmen. Doch jeder Schritt, der dazu führt, herauszufinden, warum wir hier sind, löst Glücksgefühle aus.

Dann wird die Arbeit zum größten Vergnügen. Sie bereitet eine tiefe Freude und ein tiefes Ankommen, wird weit über die Arbeit hinaus zur Berufung, zur Lebensaufgabe und zum höchsten Selbstausdruck.
So werden wir ein Teil der Welt, verbinden uns mit anderen Menschen durch unser Werk und bewirken Veränderung.
Wenn viele Menschen ihren Lebensauftrag ergreifen und gemeinsam Projekte verwirklichen, entsteht Kokreativität und jeder einzelne kann Transformation für die anderen mitbewirken.
Dann wird es zum allergrößten Vergnügen, mit jemandem zusammenzuarbeiten, der seine Lebensaufgabe gefunden hat. Eine brahmanische Weisheit besagt, wer arbeitet, ist glücklich.

Übung: Mache eine Liste mit all' deinen Talenten (lasse nichts aus, auch Kochen und Autofahren zählt).

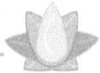

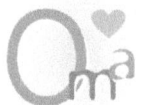

Früh übt sich, wer ein Meister werden will.

Es ist noch kein Meister vom Himmel gefallen.

Oma Erna von Annell aus Mannheim

 Ein Kind ist sehr aufnahmefähig und hat große Kapazitäten, etwas zu lernen. In manchen Disziplinen kann man nur etwas erreichen, wenn man in jungen Jahren begonnen hat.
Noch hat sich nicht so viel Eigenes geformt und verfestigt, so dass Neues vorbehaltlos in den jungen Geist einfließen kann.
In Indien wird das Leben in vier Phasen von jeweils 25 Jahren eingeteilt. Die erste Phase von 0 bis 25 Jahren wird manchmal bei einem Lehrer verbracht, vor allen Dingen in den alten Zeiten. Das Kind verbringt alle Zeit mit dem Lehrer und lernt z.b. ein Musikinstrument. Zwischen den beiden entsteht eine starke Verbindung und es wird sehr diszipliniert gelernt und geübt.
Zwischen 25 und 50 ist die Zeit des Haushälters, in der sehr stark den Verpflichtungen nachgegangen wird. Da hier sehr viel gearbeitet wird, spricht man auch von der Zeit des yagna, des Opfers.
Von 50 bis 75 Jahren ist es den Menschen bereits erlaubt, ein wenig von den vielen Verpflichtungen zurückzutreten und sich mehr um die eigene Entwicklung zu kümmern.
Langsam kann er sich auf die große Verwandlung am Ende seines Lebens vorbereiten.
Von 75 bis 100 Jahre währt die Zeit der Entsagung. Man darf sich nun komplett von seiner Familie lösen und sich nur noch dem spirituellen Fortschritt widmen.
So hat jedes Lebensalter eine Bedeutung und diese Einteilung unterstützt uns darin, bewusst damit umzugehen.
Die Wichtigkeit des frühen Übens wurde in der ersten Phase erkannt.
Der kindliche Geist und Körper ist flexibel und formbar, daher ist es für ein Kind von elementarer Bedeutung, welche Informationen es erhält. Wenn es positive Gedanken erhält, so steht einer Meisterschaft in späteren Jahren nichts mehr entgegen.

Übung: Versuche, dich daran zu erinnern, welche positiven Botschaften du in deiner Kindheit erhalten hast. Lasse sie auch heute noch in dir wirken und ihre Kraft entfalten.

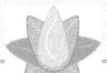

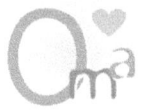

Ohne Fleiß kein Preis.

Oma Erna von Annell aus Mannheim

Wenn man sich konzentriert und lange etwas verfolgt, so kommt es meistens zu einem guten Ergebnis, die Bemühung führt zum Erfolg.
Die beiden Flügel des Yoga sind das ununterbrochene Bemühen und die Losgelöstheit.
Nur wer sich ernsthaft um sein inneres Voranschreiten bemüht, kann diese schwierige Aufgabe meistern.
So wie ein Sportler täglich trainieren muss, um eine Goldmedaille zu gewinnen oder ein Geiger täglich viele Stunden üben muss, um internationale Konzerte geben zu können.
Der Preis, den man im Yoga durch ein ernsthaftes Training und einen starken Drang nach Entwicklung gewinnen kann, ist ein ruhiger Geist.
Die ganze Persönlichkeit wird ruhig und konzentriert. Ruhe und Konzentration in den Gedanken führen zu Ruhe und Klarheit im Leben.
Gedanken, auf die man sich konzentriert, werden stärker. Sind die Gedanken positiv, so werden es auch die Worte und das ganze Leben sein.

Es ist nicht leicht, ein Spitzensportler oder ein berühmter Geiger zu werden. Noch schwieriger ist es, die Gedanken zu trainieren, so dass sie in die gewünschte Richtung gehen.
Es bedarf der ununterbrochenen Übung, dem ununterbrochenen Fleiß. Übt man lange, wird man frei. Dies ist der Preis, den es durch die Bemühung zu gewinnen gibt.

Übung: Finde etwas, was dich beruhigt und übe es jeden Tag.

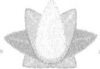

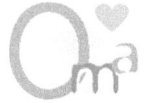

Wer nicht arbeitet, soll auch nicht essen.

Oma Salome von Doris aus Hohenroth

Diese Weisheit stammt aus Tibet, aber auch Oma Salome kannte sie schon. Scheinbar hat sich dieser Gedanke kulturübergreifend gehalten. In Tibet ist es tatsächlich so, dass auch von den ältesten Familienmitgliedern erwartet wird, sich nützlich zu machen, selbst wenn sie blind sind. (Dort gibt es viel mehr blinde Menschen als in anderen Ländern aufgrund der starken UV Einwirkung).
Sie bekommen dann leichtere Tätigkeiten als die anderen in der Familie. Hier wird der Arbeit ein sehr hoher Wert beigemessen. Wer nicht arbeitet, soll auch nicht essen und damit im weiteren Sinne auch nicht leben. Der

Mensch soll sich selbst unterhalten bis er stirbt. Darin steckt auch der Gedanke von Selbständigkeit und Selbstbewusstsein.

Im Yoga verrichtet man alles selbst, wozu man nicht wirklich jemand anders braucht. Bevor man z.B. zum Arzt geht, versucht man, seine Gesundheit selbst in die Hand zu nehmen. Wer seiner Verantwortung in Kombination mit dem richtigen Wissen nachkommt, erwirbt Selbstständigkeit.

Durch die eigene Arbeit sorgt man für sich selbst und andere. Wenn man isst, so weiß man, es ist aus eigener Kraft.

Sicherlich kann man das nicht auf jede Situation übertragen. Wer im Sterben liegt, kann nicht arbeiten und soll gerade das essen, was er mag! Dies gibt uns die goldene Gelegenheit, für diesen Menschen zu sorgen.

Übung: Versuche das, was du alleine tun kannst, zu tun.

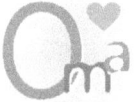

Erst die Arbeit dann das Vergnügen.

Oma Frieda von Nicola aus Plauen

Ist die Arbeit getan, so gibt es einen Grund zu feiern. Nach getaner Arbeit entsteht oft ein Wohlgefühl, denn jetzt ist die Zeit der Regeneration gekommen. Wie das Ein- und Ausatmen bedarf es einer guten Balance zwischen Arbeit und Entspannung. Besonders schön ist es, tagsüber zu arbeiten und abends

Ruhe einkehren zu lassen. So kann man sich gut auf die Nacht einstimmen. Erst die Arbeit, dann das Vergnügen, gibt einen hilfreichen Rhythmus vor, besonders einen in einer kniffligen Entscheidungssituation. Soll ich erst aufräumen und dann fernsehen oder umgekehrt? Es klingt stimmig, zunächst einmal aufzuräumen und dann in der sauberen Wohnung gemütlich fernzusehen.

Übung: Entspanne dich nach deiner Arbeit ganz bewusst und mache etwas, was dir große Freude bereitet.

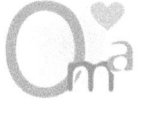

Als ich jung war, dachte ich, das Leben sei Vergnügen. Als ich erwachsen wurde, dachte ich, das Leben sei Pflicht. Als ich alt wurde, erkannte ich, die Pflicht ist das Vergnügen.

Oma Elisabeth von Elisabeth aus Hamburg

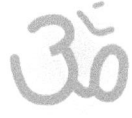 In der Jugend denkt man, das Leben besteht aus Partys, Reisen, sich verlieben und man hat jede Menge Träume und Vorstellungen.
Das Erfüllen der Wünsche steht im Mittelpunkt.
Wenn schon einige Wünsche erfüllt worden sind, fragt man sich, ganz besonders um das 42. Lebensjahr herum, warum sich das Glück immer

noch nicht wirklich eingestellt hat. Es gibt viele Verpflichtungen, denen man nachkommen soll. Richtig Spaß macht es nicht.

Oft kommt es dann zu einer Lebens- und Sinnkrise. Diese Sinnkrise ist allerdings sinnvoll. Es kann eine tiefe Auseinandersetzung mit Ängsten und dunklen Aspekten geschehen, die Endlichkeit des Lebens wird überdeutlich. Wieviel Zukunft habe ich noch? Und was mache ich daraus? Das sind häufige Fragen.

Wenn man nun in die Unterwelt der Gefühle hinabsteigt und sich diesem Drachen stellt und ihn umwandelt, kommt man gestärkt aus dieser Phase heraus. Nun ist der Lebensauftrag noch dichter zu erkennen und wird mit mehr Kraft und Enthusiasmus ergriffen. Jetzt können Visionen wahr werden und lang gehegte Träume verwirklicht werden. Die Verantwortung für sich selbst, das Wohlergehen des Umfeldes und sogar der gesamten Menschheit stehen nun im Blickpunkt. Diese Übernahme der Verantwortung und Pflicht wird nun in neuer Begeisterung und Intensität erlebbar. Die Pflicht ist das Vergnügen. Als Teil der großen Bewegung der Menschen fließen wir als wichtiger Tropfen in den Ozean des Lebens.

Übung: Schreibe auf, was dir bei den Verantwortlichkeiten, die du im Moment hast, Freude bereitet.

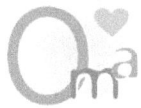

Von der Arbeit ist noch niemand gestorben.

Oma Kunigunde von Heike aus Ansbach

Arbeit stärkt den Menschen, sie schwächt ihn nicht. Menschen, die bis ins hohe Alter ihrer Arbeit nachgehen, bleiben meist vital und fit. Andere, die sich frühzeitig pensionieren lassen, werden oft krank oder traurig.
In dieser Weisheit liegt demnach ein Aufruf, die Arbeit zu ergreifen und sie nicht zu vermeiden. Man braucht keine Angst vor ihr zu haben, denn man stirbt nicht davon. Im Gegenteil, sie hat positive Effekte.
Im Yoga gibt es den Impuls, durch das Verrichten kleiner Tätigkeiten den Geist in einen konzentrierten und wachen Zustand zu bringen. Er kann nicht so stark abschweifen und sinnlosen Gedanken nachgehen. Der Widerstand gegen die Arbeit soll aufgelöst werden. Damit soll auch die Bequemlichkeit losgelassen werden, eine Eigenschaft, die den Yogaübenden daran hindert, in einen positiven Geisteszustand zu kommen.
Wer all seinen Verpflichtungen nachkommt, mit fröhlichen und heiteren Gedanken, ohne sich dagegen zu sträuben, hat viel gewonnen. Es geht darum, Liebe und Bewusstsein in den Bereich der Arbeit entstehen zu lassen.

Übung: Wenn du wieder einmal keine Lust auf eine bestimmte Tätigkeit hast, dann versuche dennoch, total positiv darüber zu denken, z.B. Ich liebe meine Steuererklärung anstelle von Ich hasse meine Steuererklärung.

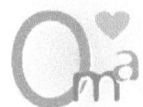
Der Weg ist das Ziel.

Oma Erna von Annell aus Mannheim

Auf dem Weg des Lebens ist die Achtsamkeit und innere Haltung, also wie man den Weg beschreitet und was man auf ihm lernt, von Bedeutung. Im Gehen gestaltet sich der eigene Weg, den es gilt zu finden, ein Weg, der für einen selbst bestimmt ist und den man bewusst geht. Dabei spürt man, wo man hingehen soll und hingeführt wird, glaubt dabei an sich und lässt sich nicht von einer anders denkenden Umwelt beirren. Der Weg ist der Auftrag, den jeder Mensch erhalten hat, der – einmal ergriffen – unwiderruflich zur Auflösung aller schicksalhaften und biografischen Verwirrungen führt.

Mit Bewusstsein diesen Auftrag annehmen, in jedem Moment des Weges präsent sein für den Augenblick ist schon in sich ein wertvolles Ziel. Aus jedem bewussten Schritt auf dem Weg entwickelt sich das finale Ziel eines bewussten Lebens. In diesem Sich bewusst werden liegt schon das wertvolle Ziel.

Je bewusster sich dieser Weg gestaltet, umso unbedeutender wird das Ergebnis. Man löst sich innerlich vom Ziel ab und so entstehen zuweilen völlig überraschende Ergebnisse, mit denen man nie gerechnet hätte.

Übung 1: Mache eine Gehmeditation, d.h. achte auf einer von dir ausgesuchten Strecke ganz bewusst auf jeden Schritt. Du kannst dabei denken: ich atme Neues ein und lasse Altes los (beim Ausatmen) oder ich komme an mit einem Fuß, ich bin zuhause mit dem anderen

Übung 2: Zeichne deinen bisherigen Weg als Lebensfluss.

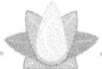

das alter kann auch eine gute zeit sein

Ein Yogi spricht

„Man muss sich nicht immer besorgt fühlen, wenn man älter wird. Es gibt verschiedene Phasen des Lebens und es gibt eine Menge Neues und sogar eine gewisse Freude in jedem dieser Stadien. Die Veränderung zu akzeptieren und sich an ihr zu erfreuen wäre die bessere Haltung. Jedes Stadium des Lebens sieht neue Möglichkeiten vor und wenn wir sie nutzen können, werden sie uns viel Freude bringen. Ich kenne alte Menschen, die sich an ihren Enkelkindern erfreuen, die spielen und herumrennen. Es gibt keine Traurigkeit. Unglücklicherweise trennen wir uns innerlich ab, denken nicht an Kinder und erzählen im Gegenteil Geschichten über ihr Verhalten. Lasst uns versuchen zu verstehen, dass dies vorübergehende Phasen sind und dass sie für unser Lernen und Wachsen da sind. Wir können unser Leben verbessern, indem wir eine innere Haltung von Teilnehmen, Freude und Verstehen kultivieren. Jedes Alter hat seinen eigenen Wert und seine eigene Bedeutung und lasst es zu einer wunderbaren Zeit werden, wenn wir älter werden, umgeben von unseren Kindern und deren Kindern und glücklich und freudig zu etwas, wie klein auch immer, beitragen. Das Alter kann auch eine gute Zeit sein! Lasst es uns versuchen."

Dr. Jayadeva Yogendra

alchemie

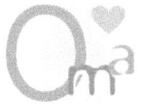

Aus jedem Mist wird irgendwann mal Dung.

Oma Martha von Ralf aus Ludwigshafen

Situationen, die zunächst einmal als äußerst unangenehm erlebt werden, können sich später, manchmal auch Jahre später als Wendepunkte zeigen. Der Verlust der Arbeit, eine Trennung, Krankheit, Wohnortwechsel usw. können Traurigkeit, Aufregung und Besorgtheit auslösen. Doch häufig wendet sich nach einiger Zeit alles zum Besseren. Man findet einen neuen Menschen, der in der neuen Entwicklungsstufe viel stärker den Fortschritt fördert, man bekommt einen neuen ruhigeren Arbeitsplatz mit netteren Kollegen, eine schönere Wohnung etc.

Eine Umwandlung, die für den neuen Bewusstseinsstand viel angemessener ist, findet statt. Da die Natur immer wohlwollend ist und die Geschehnisse so anpasst, dass sie uns nach Vorne bringen, können wir in diesen empathischen Lebensfluss hineinvertrauen.

Die Natur verschwendet nichts und lässt aus Mist etwas Nützliches entstehen, was wieder das Wachstum fördert, nämlich den Dung. Diese Verwandlung geschieht irgendwann einmal, wir wissen nicht wann und brauchen Geduld. Oft braucht gerade der größte Verlust eine lange Zeit der Verarbeitung und Trauergestaltung und führt dann zum größten Wandel im Leben. In Indien gibt es den Gott Shiva, der alte überlebte

Situationen zerstört, um Raum für Neues entstehen zu lassen. Dieses Neue ist die Wahrheit.

Übung: Erinnere dich an einen Verlust, der dich sehr geschmerzt hat. Schreibe auf, was aus diesem Verlust an Positivem geschehen ist.

Es gibt nichts Schlechtes, bei dem nicht auch etwas Gutes dabei ist.

Uroma Katharina von Jeannette aus Gersfeld

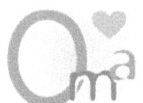

Im Yoga gibt es mudita die heitere Gelassenheit oder auch die Fähigkeit, in allem etwas Positives zu sehen.

Damit ist kein naiver Optimismus gemeint, sondern ein Zustand innerer Gelassenheit und Vertrauen. Was auch immer geschieht ist dazu gedacht, unsere Weiterentwicklung zu fördern. Manchmal ist das auch sehr schmerzhaft und unangenehm. Wenn man diese Fähigkeit, in allem das Gute zu erblicken, verinnerlicht, kann man sie auch gleich anwenden, wenn einem etwas zunächst als etwas Schlechtes erscheinende widerfährt.

Sofort, wenn das Unangenehme geschieht, weiß man nun, dass dies eine Situation mit hohem Lerneffekt ist. Hier steckt etwas Gutes drin, auch wenn wir es in diesem Moment noch nicht erkennen können.

Diese Qualität hilft, den Geist zu trainieren und die Gedanken stabil zu halten. Das muss nicht immer nur in dramatischen Ereignissen der Fall sein, sondern es kann auch im Alltag von hohem Nutzen sein. Z.B. man kommt irgendwo zu spät, das ganze Tagesprogramm verzögert sich, man könnte sich schon total darüber aufregen und nur wegen dieser Zeitverzögerung trifft man auf einmal auf dem Heimweg eine alte Freundin, die man schon lange nicht mehr gesehen hat. Nun begreift man den Sinn der ganzen Verzögerungen und freut sich über die Situation.

Übung: Wenn du das nächste Mal so etwas erlebst, versuche, stabil zu bleiben und darauf zu warten, dass sich das Gute, das aus dieser schlechten Situation entsteht, entfaltet.

Es ist noch kein Meister vom Himmel gefallen.

Oma von Andi aus Mannheim

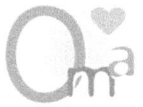

Am Anfang, wenn man etwas lernt, darf man ruhig Fehler machen und muss nicht perfekt sein.

Man darf das Neue langsam lernen und Schritt für Schritt üben, bis es besser wird und später einmal richtig gut wird. Es gilt, einen Sinn für die Realität zu entwickeln und nicht zuviel von sich zu erwarten. Wenn in dieser Lernphase etwas schief läuft, ist es nicht so schlimm und normal. Es ist klar, dass Training eine wesentliche Voraussetzung für die Meisterschaft wird. Auch im Yoga wird auf verschiedene Lerntypen Rücksicht genommen und ein genauer Weg vorgezeichnet, den man gehen kann, um an das Ziel zu gelangen. Dieser Weg heißt der achtfachen Pfad, in Stufen dargestellt, den man erklimmen kann, bis das höchste Ziel erreicht werden kann.

Diese Weisheit spendet auch Trost, wenn man von sich enttäuscht ist und schenkt Ruhe vor allzu großem Perfektionismus. Er ermutigt uns, einen eigenen Weg des Übens einzuschlagen ohne sich dabei auf einen schnellen Erfolg zu fixieren.

Übung: Wenn du etwas Neues zu lernen beginnst, übe ohne Druck und erfreue dich an kleinen Erfolgserlebnissen. Gib dir die Zeit, die du brauchst.

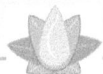

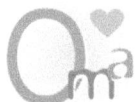

Es ist nicht alles Gold, was glänzt.

Oma Erna von Annell aus Mannheim

Nicht alles, was verlockend erscheint, ist tatsächlich von großem Wert. Oft gibt es Versuchungen in der Werbung, aber oft sind die Produkte nicht so glanzvoll, wie sie in einer Broschüre oder im Internet wirken. Wir wollen dann das solchermaßen Angepriesene besitzen, aber in Wirklichkeit ist es substanzlos. Das Leben macht uns vielleicht auch andere Angebote, wie z.B. ein Job, bei dem man viel Geld verdient, der einen aber nicht erfüllt und glücklich macht. Wir werden hier also zur Vorsicht angehalten, sich nicht einfach nur verführen zu lassen von einer Illusion, sondern die Realität zu erkennen. Anstatt auf einen glanzvoll wirkenden Schein herein zu fallen, wäre es besser, sich auf etwas wirklich Wertvolles zu konzentrieren. Im Yoga ist es sogar so, dass alles Materielle nicht als zum Glück führend angesehen wird, sondern im Gegenteil durch Bindung und Verstrickung an die Welt nur Leid auslösen kann. Dagegen wirkt die Konzentration auf den inneren Wesenskern, der als unvergänglich gilt wie Gold. So erkennt man, was wirklich aus Gold ist und bleibt nicht in einer Illusion von etwas Wertvollem gefangen.

Übung 1: Finde heraus, was für dich wirklich von Wert ist. Was ist das Gold in deinem Leben?

Übung 2: Auf was kannst du verzichten, ohne dass dir wirklich etwas Wesentliches fehlt?

Ein Yogi spricht

„Keine zwei Menschen gleichen einander genau. Immer gibt es Unterschiede. Doch wir sind uns nicht im Klaren über unseren einzigartigen Platz im Leben, sondern fühlen uns als Teil der Masse. Oft halten wir uns sogar für ein Nichts.
In der Geschichte vom Zauberer von Oz kommt ein Löwe vor, der sein Selbstvertrauen verloren hat. Sobald ein Hund bellt, läuft der Löwe davon. Schließlich trifft er den großen Zauberer. Dieser schmückt ihn mit einer Medaille und sagt ihm, dass er kein gewöhnlicher Löwe sei. Er sei der beste aller Löwen, und deshalb bekäme er eine Medaille. Danach konnte der Löwe wieder brüllen.
Wir trauen auch der Einzigartigkeit der anderen nicht. Wir behandeln sie alle gleich. Wenn ich zum Beispiel gerne Eis esse, finde ich, dass alle anderen auch Eis essen sollten. Ich mache mir keinen einzigen Gedanken darüber, dass andere anders sind. Es heißt, dass wenn der russische Zar niesen musste, der gesamte Hofstaat ebenfalls zu niesen hatte.
All das führt zu Problemen. Wir sehen unseren eigenen Platz nicht, und wir behandeln die anderen auf dieselbe Weise. Was für mich gut ist, muss auch gut für alle anderen sein.

Der große Herrscher Akbar war vernarrt in einen seiner Enkel und fragte seinen Hofnarr Birbal, ob er je ein schöneres und anziehenderes Kind als seinen Enkel gesehen habe. Birbal führte Akbar zu einem Kind, das nicht sonderlich schön war, konnte ihm aber zeigen, dass es für seine eigene Mutter das schönste aller Kinder war. Jedes Kind, erklärte Birbal, scheint vernarrten Eltern das schönste zu sein. Doch wir sehen die Kinder anderer Menschen nur auf oberflächliche Weise an und vergessen den menschlichen Faktor, der Verhaftung und Besitzergreifung mit beinhaltet.

Yoga rät uns, tiefer über alles nachzudenken. Dazu müssen wir uns aber konzentrieren können. Dann erkennen wir das Wesen und die Einzigartigkeit von allem. Ein Goldschmied kann auf den ersten Blick erkennen, ob ein Schmuckstück aus Messing oder aus Gold ist und ob es nur vergoldet oder durch und durch Gold ist
Doch um zu tiefer Konzentration zu gelangen, müssen wir einen bestimmten Abstand von allem wahren können und uns in Objektivität üben. Dann erkennen wir alles besser und gelangen zum einzigartigen Kern der Sache."

Dr. Jayadeva Yogendra

heldenreise

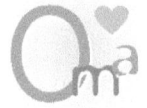

Wer wagt, gewinnt.

Oma Erna von Annell aus Mannheim

Sich dem Leben und seinen Herausforderungen zu stellen, erfordert Mut.
Wer sich mit sich selbst auseinandersetzt wird immer authentischer und drückt sein wahres Wesen immer stärker in seiner Lebenswirklichkeit aus. Vielleicht verlässt er den einmal eingeschlagenen Weg, weil er zu dem neu gefundenen Selbstbewusstsein nicht mehr passt. Oft ist dies mit einem Wagnis verbunden. Vielleicht braucht man mehr Wissen, eine neue Ausbildung, einen anderen Wohnort oder eine Reise, um die neuen Ziele verfolgen zu können. Dabei werden gewohnte Fußstapfen verlassen. Das Segelboot verlässt die altvertraute Uferseite und segelt los – aber das neue Ufer ist noch gar nicht in Sicht.
Es kostet Mut, los zu segeln. Doch ein neues Ufer, Antworten auf die Frage nach Sinn und Aufgabe kann nur gefunden werden, wenn die Segel gehisst werden.
Wer wagt, gewinnt etwas. Er gewinnt die Möglichkeit, sich selbst neu wahrzunehmen, Aspekte in sich lebendig werden zu lassen, die leben möchten und sich neu ins Leben einzubringen. Jeder Augenblick stellt eine neue Frage nach Sinn, die es zu beantworten gilt. Da wir nicht wissen, wo die Reise hingehen wird, treten oft Gefühle von Angst und Unsicherheit auf. Wieviel Gepäck und damit Gewohntes, dürfen wir mitnehmen – und was muss zurück gelassen werden? In manchen Fällen

muss sogar alles zurückgelassen werden, damit ein kompletter Neubeginn möglich wird. So wie eine Schlange ab und zu ihre Haut abwirft, so werfen wir ein altes Leben ab und gewinnen eine neue Lebensstufe. Es gehört Mut dazu, der Wahrheit im Inneren Raum zu geben und sich von ihr leiten zu lassen. Wer wagt, gewinnt. Sich?

Übung 1: Übe die Heldenstellung, virabhadrasana

Übung 2: Wenn du eine Sehnsucht hast, z.B. an einen bestimmten Ort zu verreisen, dann machen einen ersten Schritt zur Verwirklichung, z.B. kaufe dir einen Reiseführer oder eine Sprach-CD/App.

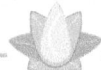

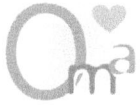

Eine fliegende Krähe hat mehr wie eine sitzende.

Oma Kunigunde von Heike aus Ansbach

Leben ist Bewegung und Verwandlung und auch jede Beziehung besteht aus Bewegung.
Eine Krähe, die fliegt, ist in ihrem Lebensauftrag, denn ein Vogel wird durch sein Fliegen zum Vogel.
Das Sitzen kommt einer Stagnation gleich, welches im Yoga der unerwünschteste Zustand ist, insbesondere eine Stagnation im Geist.

Stagnation hat meist mit Widerstand zu tun, der Widerstand entsteht häufig aus Angst. Wer in der Stagnation, die auch einem Sumpf gleicht, verweilt, soll wieder in Bewegung kommen. Die Bewegung, die uns manchmal im Inneren fehlt, weil wir erstarrt oder traumatisiert sind, kann durch eine äußere Bewegung neu impulsiert werden. Wenn der Körper sich bewegt, geht oder rennt, kann die erstarrte Psyche dies als Signal werten, dass das Leben weitergeht. Über den Körper, auch über Yogaübungen, entsteht ein neues Fließen, dem die innere Landschaft oft nachfolgt. Diese neue Flexibilität trägt dazu bei, mit den Bewegungen, die das Leben mit uns macht, mitzugehen.

Wenn die Krähe fliegt, erhebt sie sich in die Freiheit. Sie breitet ihre Flügel aus und fliegt ihrem Schicksal, ihrer Lebenswahrheit entgegen. Kraftvoll nimmt sie das Angebot, welches das Schicksal ihr entgegenbringt, an.

Übung: Versuche, körperliche Bewegung in dein Leben zu bringen. Ein kleiner Spaziergang am Morgen bringt Energie für den ganzen Tag.

der richtige augenblick

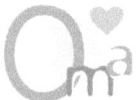

Eins nach dem anderen, so wie man Klöße ist.

Oma von Andi aus Mannheim

Im Yoga gibt es acht Stufen, die man erklimmen kann und die aufeinander aufgebaut sind.
Jede dieser Stufen bereitet die nächste Stufe vor. Zunächst einmal beginnt man, den Körper durch Yogahaltungen zu beruhigen und zu reinigen. Sodann konzentriert man sich auf den Atem, der viel feiner ist als der Körper. Später, wenn Körper und Geist auch durch Weisheiten gut vorbereitet sind, widmet man sich der Kontemplation und Meditation. Eine so starke Konzentration wie man sie für die Meditation braucht wäre sehr schwierig zu erhalten, wenn der Körper sehr nervös und unruhig ist. Zu schnell einen nächsten Schritt zu machen, bevor die Vorarbeit erbracht ist, macht wenig Sinn.
Ebenso ist es auch mit den vier Lebensbereichen, die bei dem Sprichwort ‚Früh übt sich, wer ein Meister werden will' dargelegt werden.
Eine Lebensphase wird abgeschlossen und hat die nächste Phase vorbereitet. So führen viele Mikroschritte zu einem großen Schritt und einem großen Erfolg.
Je sorgfältiger und konzentrierter die einzelnen Schritte durchgeführt werden, umso besser ist der nächste vorbereitet und wird gelingen.
Auch wenn es Schwierigkeiten im Leben gibt und man nicht mehr weiß, wo man anfangen soll, da sich so viele Problemfelder aufgetan haben, ist

es günstig, eine Sache nach der anderen zu lösen. Würde man versuchen, alle Themen gleichzeitig zu bewältigen, so wäre das eine Überforderung, die vermutlich nicht zum Erfolg führt.

Daher, ebenso wie man Klöße isst, eine Sache ganz bewusst nach der anderen erledigen, so bringt man viel Ruhe in den Tag.

Übung: Erledige alle deine Aufgaben nacheinander mit viel Ruhe und lasse dabei jede Form der Nervosität los.

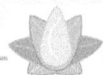

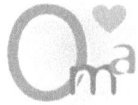
Du wirst später noch viel an deine Großmutter denken.

Oma von Rosemarie aus Pforzheim

Die Großmutter von Rosemarie wusste und ahnte, dass ihr Enkelkind noch viel an sie denken würde. Vermutlich hat sie auch selbst viel an ihre eigene Oma gedacht. Denn unsere Vorfahren sind Vorbilder und was sie uns mitgeben, bleibt hängen. Enkelkinder vergessen nie. Da Worte unserer Ahninnen eine so große Bedeutsamkeit haben und sogar noch Jahrzehnte später ihr Eigenleben in uns führen und uns prägen, ist es von hoher Wichtigkeit, was gesagt wird. Wir sind daher aufgerufen, ganz bewusst Worte zu äußern, die die jüngeren Menschen aufbauen und ihnen einen weisen Leitfaden mitzugeben, der sie in allen Lebenslagen begleiten kann.

Worte haben eine starke Bedeutung, werden sie häufig wiederholt, entsteht ein Mantra. Ein Mantra sorgt dafür, dass der zerstreut Geist sich konzentrieren lernt und auf etwas Positives ausgerichtet wird.

So können Worte, die liebevoll und empathisch geäußert werden, sich wie ein roter Faden durch das Leben ziehen und dessen Verlauf positiv begünstigen.

Auch die Taten und die Lebensweise der Vorbilder können sehr prägend sein. Daher ist es sehr bedeutsam, wie wir uns generell verhalten, insbesondere den jüngeren Menschen gegenüber. Positive Vorbilder geben Hoffnung und Vertrauen ins Leben.

Ein wirklich positives Vorbild wäre im Yoga jemand, der mit großer Gelassenheit all seinen Verantwortungen nachgeht und Gewaltlosigkeit in Gedanken, Worten und Taten übt. So ein Mensch gibt den kommenden Generationen Rückhalt, Stabilität und Weisheit, woraus sie ein Leben in Fülle schöpfen können.

Übung: Achte auf deine Worte. Äußere sie nur, wenn sie wahr und nützlich sind. Jedes positive Wort nimmt Einfluss auf das Umfeld.

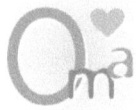

Man kann nicht auf allen Hochzeiten tanzen.

Uroma Katharina von Jeannette aus Gersfeld

Das Leben macht immerwährend Angebote und manchmal sogar mehrere gleichzeitig. Die Lieblingstante möchte, dass wir zu ihrem 80. Geburtstag kommen und gleichzeitig findet die Goldene Hochzeit der Schwiegereltern statt. Dann befinden wir uns in einem Dilemma und wissen erst mal nicht, wie wir uns nun verhalten sollen.

Im Yoga gibt es die bewusste yogische Entscheidung, sankalpa genannt. Diese Entscheidung entspringt aus der Tiefe des inneren Wesens.

Zunächst mal benötigt man ein Bewusstsein über die Verantwortungen, denen man verpflichtet ist. Es beginnt mit der Verantwortung sich selbst gegenüber. Es ist wichtig, in einem gesunden und stabilen Zustand zu kommen, damit man gegebenenfalls für die anderen da sein kann. Wäre man selbst krank, könnte man auch anderen Menschen nicht helfen. Eine Entscheidung, die unsere körperliche oder geistige Gesundheit gefährdet, sollte daher nicht gefällt werden. Der zweite Verantwortungsbereich ist die Familie, der dritte die Arbeit. Die vierte Verantwortung haben wir gegenüber den Freunden und Nachbarn, die fünfte gegenüber dem Land. Es macht daher keinen Sinn, Entwicklungshilfe zu betreiben, wenn es massive Probleme in der eigenen Familie gibt. Diese Verantwortungsbereiche zu kennen, ist äußerst hilfreich, wenn man eine bewusste Entscheidung treffen will.

Sobald diese yogische Entscheidung getroffen wurde, stellt sich ein Gefühl von Erleichterung und Stimmigkeit ein.

Eine oberflächliche Entscheidung hinterlässt oft ein schales Gefühl. Man versucht, allem gerecht zu werden und erlebt dann nirgends mehr Tiefe, man tanzt also auf allen Hochzeiten, auf die man eingeladen ist.
Damit lässt man sich nicht mehr richtig ein, weder auf einen Menschen, noch auf eine Aufgabe, noch einen Lehrer. Wenn man in der Wüste ist, lohnt es sich, nur an einer Stelle nach Wasser zu gaben. Gräbt man an verschiedenen Stellen, so ist die Chance, wirklich auf Wasser zu stoßen, wesentlich geringer. Hat man z.B. einen guten Yogalehrer Lehrerin gefunden, so kann mit diesem eine starke Verbindung eingehen und dabei sehr viel lernen.
Sich für eine Sache entscheiden und hier in die Tiefe zu gehen, lohnt sich sehr. Manchmal haben wir ein wenig Angst, uns ganz einzulassen, denn es gibt so viele Ablenkungen.
Doch lehne dich entspannt zurück und vertraue darauf, dass das Leben dich zu der richtigen Hochzeit zum Tanz einlädt.

Übung: Überlege sehr bewusst, für was du dich entscheiden möchtest und nimm das Wissen über die fünf Verantwortungsbereiche zu Hilfe. Auch kannst du dich mit einem kompetenten Mentor oder einer Mentorin beraten.

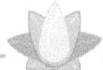

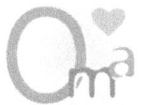

Was du heute kannst besorgen, verschiebe nicht auf morgen.

Oma Inge von Christine aus Bammental

Verschieben ist in dem Moment, in dem man die Sache verschiebt, ein Nein zu dieser Sache. Es kommt aus dem Bereich der Trägheit und des Widerstands. Vielleicht ist es unangenehm, diese Tätigkeit zu verrichten und man schiebt sie vor sich her. Dabei ist man oft unzufrieden, denn die Gedanken ranken sich darum, dass man es noch nicht erledigt hat und können eine belastende Wirkung entfalten. Diese Gedanken können zum Teil belastender sein als die Handlung selbst. Manche Menschen verschieben ihre Steuererklärung auf den letztmöglichen Termin oder beantragen sogar eine Verlängerung. Damit bleibt die Steuererklärung das ganze Jahr auf subtile Weise im Geist. Man weiß, dass noch etwas vor einem liegt, was es zu erledigen gilt. Lähmende Energie macht sich breit, eine Blockade für jede Kreativität.
Wenn man die Verpflichtung aber heute, d.h. zügig, erledigen kann, natürlich nur, wenn es wirklich möglich ist und nicht zu einer Überforderung führt, setzt dies ungeahnte Energie frei.
Man fühlt sich leicht und beschwingt und erledigt in heiterer Gelassenheit auch die neuen Aufgaben, für die nun genug Energie vorhanden ist.
Manchmal braucht man dazu Disziplin, tapa, einen kurzen Moment der Überwindung, eine kurze Entscheidung zur Aktivität. Im Yoga ist die Disziplin und Willenskraft eine positive und wesentliche Qualität, die als Basis zur Weiterentwicklung nötig ist.

Übung: Versuche, Dinge, die du tendenziell verschieben möchtest, gleich zu erledigen. Dazu gehört z.B. auch das Bezahlen von Rechnungen. Beobachte, wie du dich danach fühlst.

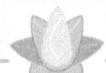

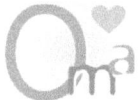

Wer spart, wenn er kann, der hat in der Not.

Oma Adelheid von Ruth aus Ludwigshafen

Es ist sinnvoll, Geld zurückzulegen, wenn die Möglichkeit dazu gegeben ist. Man kann auch, wenn man Geld zur Verfügung hat, alles ausgeben und sich das kaufen, was man möchte. Dann hat man jedoch nichts mehr übrig, wenn die Zeiten sich gewandelt haben und man jetzt etwas davon gut brauchen könnte. Hier liegt demnach eine Inspiration, wohlüberlegt mit seinen Ressourcen umzugehen, die Verantwortung für sich selbst zu übernehmen, auch materiell in einem stabilen Zustand zu sein und niemandem zur Last zu fallen. Ein sehr bekannter indischer Yogi, der 100 Jahre alt wurde, hatte unter sein Kopfkissen eine bestimmte Summe Geld gelegt, die genau für seine Beerdigung gebraucht wurde.

Es wird dazu aufgerufen, Licht und Achtsamkeit in die finanzielle Ebene zu bringen. Lieber etwas einfacher leben und etwas zurücklegen - simple living and high thinking, so wird es im Yoga gesehen. Die Finanzen und alles, was sich darum rankt, werden mit der gleichen Achtsamkeit verwaltet, die auch in allen anderen Bereichen herrscht. Wer spart, wenn er etwas Geld zur Verfügung hat, kann es in einer Phase verwenden, in der weniger Geld vorhanden ist. Dadurch findet ein Ausgleich, eine Balance statt, so dass es uns weiterhin gut geht.

Wer es lernt, liebevoll und mit Bewusstsein seine Rechnungen, Steuererklärungen, seine Einnahmen und Ausgaben zu managen, hat ein solides Fundament gebaut, auf dem die seelische und geistige Entwicklung ohne eine äußere Blockade stattfinden kann.

Übung: Setze dich mit einer Tasse Tee oder einem anderen Getränk, das du magst hin und ordne mit Freude deine Papierangelegenheiten.

Überlege dir, wo du noch sparen könntest und setze es um. Ganz einfach: lege dir ein Sparschwein zu, in das du alle deine Cent Stücke hineinwirfst. Leere es einmal im Jahr.

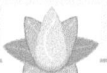

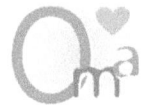

Jeder Topf findet seinen Deckel.

Oma Erna von Wolfi aus Schimmel

Diese Weisheit bezieht sich darauf, dass es einen individuellen Partner für uns gibt, auch wenn wir uns selbst für einen besonders komplizierten Fall halten. Das Universum hält genau die richtige Person, ja sogar genau die richtigen Personen für uns bereit. Nicht nur im Beziehungsbereich, sondern in allen Bereichen des Lebens kommen Menschen auf uns zu, die etwas mit uns zu tun haben und zu uns passen. Dies muss nicht immer angenehm sein, aber jeder Mensch, der in unser Leben eintritt, hat eine Bedeutung für uns. Ist der Chef nicht ein wenig dem eigenen Vater ähnlich? Ist die Kollegin nicht ein wenig so wie eine frühere Freundin aus der Schule?
Auch als Yogalehrerin kommen genau die passenden Schüler, man findet die maßgeschneiderten Therapeuten und Ärzte.

Denn die Natur unterstützt unser Weiterkommen. Alle Personen, die in diesem wundervollen Theaterstück vorkommen, dienen uns als Spiegel. Wenn wir mit wachen Augen in diesen Spiegel hineinblicken, erkennen wir noch unerlöste Anteile in uns. Durch die Mitwirkung dieser ‚Deckel' erkennen wir uns selbst und sind nun in der Lage, diese meist dunkleren Aspekte aufzulösen und zu verwandeln.

Man braucht nicht viel zu tun, um diese Spiegel anzulocken, denn wenn wir offen sind für die Weiterentwicklung, kommen sie durch das Gesetz der Anziehung wie von alleine.

In einer echten Partnerschaft steht die Weiterentwicklung der beiden Personen im Fokus. In Indien sagt man auch, dass die Partner am Anfang der Ehe wie zwei ungeschliffenen rohe Diamanten sind und die Ehe ist der Prozess, in dem diese beiden Diamanten geschliffen werden. So ist die Partnerschaft und Beziehung mit in den Lebensauftrag hineingewoben, wandelt sich und bleibt immer lebendig.

Übung: Versuche, in den Menschen, die dir begegnen, die kleine oder große Aufgabe zu erkennen, die in dieser Begegnung liegt. Dazu genügt jede Begegnung, es kann auch beim Einkaufen oder in der Straßenbahn sein.

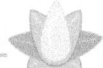

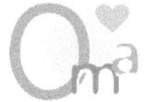
Wer zuerst kommt, mahlt zuerst.
Oma Erna von Annell aus Mannheim

Beim Müller gab es in früheren Zeiten Streit, wenn Bauern nicht warten wollten. Dadurch entstand diese Regel, dass das Getreide von der Person, die zuerst da war, zuerst gemahlen wurde. Diese einfache Regel schuf Ordnung und Klarheit. Man soll zum richtigen Zeitpunkt erscheinen, um seinem Anliegen Gehör zu verschaffen. Wer also Einsatz und Disziplin zeigt, kommt schneller ans Ziel. Darin liegt auch eine Art ausgleichende Gerechtigkeit. Wer so eine Bemühung zeigt, dessen Bedürfnisse können schneller erfüllt werden. Der richtige Moment im Leben ist wichtig. In der Biografiearbeit ist es z.B. immer wichtig, zu wissen, zu welchem Zeitpunkt etwas stattgefunden hat. Diese einfache Regel der Müller zeigt auf, dass eine klare Struktur im Tagesablauf zu Effizienz führen kann, so dass Dinge schnell erledigt werden können. Wer morgens früh aufsteht und seine Aufgaben mit Struktur und Disziplin verrichtet, wird Erfolge sehen können. Wer nicht zuerst kommt und damit weniger Präsenz zeigt, muss warten, bis er drankommt. Wer früh da ist, zeigt, dass ihm etwas wichtig ist und dieser Einsatz wird entlohnt. Ein gut strukturierter Tagesablauf mit klaren Einteilungen für Essen, Regeneration und Arbeit, steht auch im Yoga an erster Stelle.

Übung: Stehe morgens früh auf und erledige als erstes deine Vorbereitungen für den Tag (z.B. verschiedene Reinigungstechniken im Bad, Yoga oder Sport, Meditation oder was immer dir morgens Freude bereitet). Dann erledige das, was du an diesem Tag erledigen kannst unter Einhaltung von Essenspausen und Entspannung.

ursache und wirkung

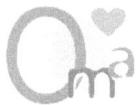

Jeder hat sein Bündel zu tragen.

Uroma Katharina von Jeannette aus Gersfeld

Ein Bündel ist eine Last. Jeder Mensch hat ein Schicksal, ein Karma. Auch ein Kind kommt mit diesem Schicksal zur Welt. Im Yoga ist es unsere Aufgabe, diese karmische Last aufzulösen, so dass das Bündel insbesondere gegen Ende des Lebens immer leichter wird.

Viele Menschen denken, sie seien die einzigen mit so einer Last. Eine Last von negativen Gedanken, unerfreulichen Elementen im Leben, unerquicklichen Alltagssituationen. Dies ist jedoch, bis auf seltene Ausnahmen, nicht der Fall. Fast alle Menschen erhalten Angebote vom Schicksal, wichtige Lernaufgaben zu lösen, die häufig als sehr unangenehm erlebt werden. Sobald wir eine dieser Lernaufgaben bewältigt haben, stellt sich bereits die nächste ein. Kennt man die Methoden, wie man sie auflösen kann und das Prinzip, dass sich solche Aufgaben durch unser gesamtes Leben ziehen, braucht man sich nicht mehr zu wehren.

Im Gegenteil, es kommt sogar eine gewisse Freude auf. Wenn wir diese neue Aufgabe mit Freude und Gelassenheit annehmen, können wir schnell lernen und erfahren, um welche Themen es geht. Umso schneller kann das Bündel an Gewicht verlieren.

Da jeder sein eigenes Schicksal, seine eigene Biografie hat, sitzen wir alle in einem Boot. Damit wird es uninteressant, wie groß oder klein die Last des anderen ist, denn einzig und allein man selbst kann sich aus dem Gesetz von Ursache und Wirkung befreien. Darin liegt auch ein Trost, denn wir brauchen die anderen nicht zu beneiden. Deren Herausforderungen, die genau auf ihre geistige Erweiterung zugeschnitten sind, liegen schon hinter ihnen und auch noch vor ihnen.

Sein Bündel zu akzeptieren heißt auch, sein Leben mit all seinen Aufgaben anzunehmen. Diese Form der Akzeptanz führt zu Leichtigkeit, während die wirkliche Last der Widerstand ist. Das Bündel an sich ist nicht die wahre Last, sondern wie wir darüber denken. Denken wir einfach ‚das ist mein Bündel' und tragen es mit Gelassenheit, dann löst es sich schneller auf.

Denken wir die ganze Zeit, wie schwer unser Bündel ist und erzählen dies auch oft, dann wiegt die Last erst richtig schwer.

Übung: Siehe alle Schicksalsbälle als Lernaufgabe und suche dir kompetente Unterstützung. Versuche, nicht so viel zu jammern, sondern bewusst zu trauern, wenn das Schicksal ein großes Loslassen verlangt.

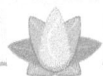

Wer anderen eine Grube gräbt, fällt selbst hinein.

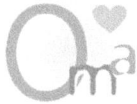

Oma Martha von Ralf aus Ludwigshafen

Ein Schaden, den man einem anderen Menschen zufügen möchte, fällt auf einen selbst zurück. So einfach ist das Gesetz von Ursache und Wirkung. Ebenso ist es, wenn wir jemandem Liebe schenken, so kommt diese Liebe zu uns zurück, wenn auch nicht von derselben Person. Diese Prinzipien der Natur wirken sehr subtil und nicht nur, wenn es um Taten geht. Auch wer etwas Negatives über einen anderen denkt, sendet ihm feinstofflich einen Brief, der ankommt. Daher ist es in allererster Linie wichtig, mit den eigenen Gedanken zu arbeiten und diese zu verändern. Alle Techniken im Yoga haben die Förderung der Gewaltlosigkeit in Gedanken, Worten und Taten zum Inhalt.

Davon sind die Gedanken am Wesentlichsten. Diese zu trainieren, ist das Kunststück, da sie wilden Affen gleichen. Wenn negative Gedanken über andere auftauchen, so sollte man sich nicht an sie binden. Es sind lediglich Gedanken, die kommen und gehen. Wichtig ist, sich nicht dafür zu verurteilen, sondern Mitgefühl für sich selbst zu entwickeln. Wertet man sich ab, weil man etwas Schlechtes gedacht hat, hat man nun zwei negative Gedanken, die das Problem vergrößern. Wer es lernt, positiv über sich selbst zu denken, kann anderen keine Grube mehr graben. Es ist unmöglich geworden.

Wer positiv über sich selbst denkt, denkt auch positiv und mit Wertschätzung über die anderen, die Handlungen sind auch positiv und somit auch das gesamte Schicksal.

Übung: Wenn du negative Gedanken über dich selbst hast, versuche sie zu akzeptieren und lasse sie dann ganz bewusst los. Diese Gedanken sind nicht die Wahrheit über dich, sondern nur eine Gewohnheit.

Jeder soll vor seiner eigenen Türe kehren.

Uroma Katharina von Jeannette aus Gersfeld

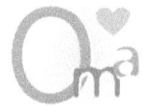

Die Reinigung von Gedanken, die sich über Jahre hinweg ausgeprägt haben, ist keine leichte Aufgabe. Jeder, der sich mit tief eingekerbten Gedankenmustern und Gewohnheiten auskennt, weiß, wie schwierig es ist, diese aufzulösen. Ähnlich wie beim mehrfachen Abspielen einer Schallplatte wiederholen sich bestimmte Gedanken wieder und wieder. Die Reinigung von solchen tiefen Einkerbungen kann viele Jahre in Anspruch nehmen, besonders, wenn es sich um tiefe Rillen der Schallplatte handelt. Vor der eigenen Tür muss demnach jeden Tag und mit großer Intensität gekehrt werden. Einer der vielen Wege ist das Einüben neuer positiver Gewohnheiten. Sobald diese neuen Gewohnheiten sehr gut eingeübt werden, lassen die alten negativen Gewohnheiten von alleine nach. Dies ist eine sehr natürliche Methode, mit der sich auch Suchtverhalten auflösen lässt.

Dennoch bedarf es eines kontinuierlichen Trainings, bis auch wirklich vor der eigenen Tür Sauberkeit entsteht. Bei einem so komplexen Vorgang, der so viel Einsatz und Energie fordert, ist es klar, dass man diesen nicht für jemand anders übernehmen kann. Jeder Mensch kann die Reinigung seiner Gedanken nur für sich selbst übernehmen.
Es macht auch wenig Sinn, sich über andere und deren vermeintliche Fehler aufzuregen, solange wir selbst noch nicht am Ende des Prozesses angelangt sind. Besser ist es, mit der Lebensenergie zu 100 Prozent die Verantwortung für die eigene Entwicklung zu übernehmen.
Damit liegt der Fokus auf der eigenen Tür, vor der wir nun mit großer Begeisterung täglich fegen.

Übung: Bilde eine neue für dich erstrebenswerte Gewohnheit, z.B. jeden Tag einen grünen Smoothie zu trinken oder einmal pro Woche schwimmen zu gehen, und konzentriere dich auf die Umsetzung.

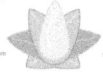

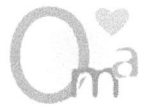

Unter jedem Dach ein Ach.

Oma Moni von Jeanette aus Viernheim

Überall wo Menschen leben, in Wohnungen, Häusern, in ihren Familien, unterliegen sie den Gegebenheiten von Krankheit, Alter und Tod. So ist die Menschheit durch ihr Leiden und bestimmte Naturgesetze tief miteinander verbunden. Keiner kann sich diesen Kreisläufen entziehen, gleichgültig, wieviel Glück und Wohlstand er erreicht haben mag. Alles Leben ist Leiden, sagte Buddha. Doch er hat einen Weg gefunden, wie man aus diesem Leid entrinnen kann und die Welt der Erscheinungen hinter sich lassen kann. Wenn der Geist die Vergänglichkeit der Materie anerkennt und die Dinge beobachtet, ohne sie zu bewerten, so wie eine Filmkamera sie aufnehmen würde, kommt er in Gleichmut. Hier werden die leidvollen Gedanken und Situationen beobachtet, aber nicht bewertet. Wenn etwas geschieht, wird es durch die Bewertung, die wir der Sache geben, zu einem guten Geschehnis oder zu einem schlechten. Dies hängt von dieser subjektiven Art, darauf zu blicken, ab. Am besten wir bleiben ganz objektiv, egal was geschieht.

Wenn ein Nachbar stirbt, so erinnert uns dies daran, dass auch wir sterben und vergehen. Unter den Dächern der Nachbarn tragen sich ähnliche Dinge zu wie unter unserem eigenen Dach.

Jeder ist damit Teil des Kreislaufes des Leides, samsara genannt. Menschen, Tiere und Pflanzen sind daher eine Einheit.

Wer die Ursache des ‚Achs' erkennt, nämlich die eigene Betrachtungsweise, der lernt, dem Leid zu entrinnen. Ein neuer Blick durchbricht die Kette der Leidensgeschichten und setzt uns frei.

Übung: Achte auf die Geschichten, die dir von den Menschen in deiner Umgebung erzählt werden. Höre genau hin, dann wirst du die Gemeinsamkeiten erkennen können.

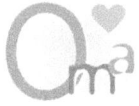

Handeln sollst du, als hinge von dir allein das Schicksal ab aller Dinge und die Verantwortung wäre dein.

Oma Elisabeth von Elisabeth aus Hamburg

Alle Pflanzen, Tiere und Menschen sind sehr tief miteinander verbunden. Wenn wir ein kleines Problem an unserer Fußzehe haben, ist unser ganzer Körper in Mitleidenschaft gezogen. Ebenso hat das Leiden eines Kindes in Indien oder das Jagen eines afrikanischen Tigers Auswirkungen auf alle. Ebenso haben eine kleine mitfühlende Handlung und sogar ein mitfühlender Gedanke eine positive Wirkung auf die ganze Welt.

Das Handeln des Einzelnen ist daher von höchster Bedeutung. Im Yoga wird man dazu angehalten, zu 100 Prozent die Verantwortung für sich und seine Gedanken und Gefühle zu übernehmen. Bei einem Konflikt spielt es daher auch weniger eine Rolle, wie sich der Konfliktpartner verhält, sondern wie man sich selbst verhält. Die Eigenverantwortung steht im Mittelpunkt. Dies wird svadharma genannt, das bedeutet, dass der höchste Lebensauftrag die Selbstentwicklung ist. Je höher man sich entwickelt, je mehr das Bewusstsein anwächst, umso stärker kann das Umfeld dadurch positiv beeinflusst werden.

Ein Heiliger, dessen Geist rein geworden ist, wie z.B. Buddha oder Jesus, kann auch noch 2.000 Jahre später Frieden und Ruhe in den Menschen auslösen. So kann das Schicksal der Welt tatsächlich sogar von nur einer einzigen Person stark beeinflusst werden.

Übung: Mache dir bewusst, wie sehr all dein Tun, deine Worte, deine Gedanken mit dem Wohlergehen der anderen zusammenhängen. Versuche mal, einen Tag lang ganz besonders freundlich zu allen Menschen zu sein und beachte die Resonanz.

Wo die Liebe hinfällt - und wenn sie auf einen Misthaufen fällt.

Oma von Andrea aus Speyer

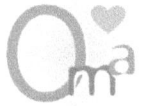

Wenn man liebt, sei es einen Stein oder eine Pflanze oder ein Wesen, erweitert sich das Herz und Glücksgefühle durchströmen uns. Es kann auch nur eine kleine Sache wie eine Farbe oder ein Gedicht sein. Dabei lernt man, Liebe in sich zu entwickeln. Wenn sich dieses einmal erlernte Gefühl in uns ausbreitet, lernen wir, jeden und alles zu lieben, selbst einen Misthaufen. Im Yoga nennt man diese Qualität maitri, das ist die Liebe, die Freundlichkeit, die Freundschaft und Güte. Wer maitri ins sich entstehen lässt, betrachtet jeden Menschen zunächst mal als einen Freund. Wenn man diesen noch nicht kennt, so handelt es sich um einen Freund, den man erst noch kennenlernen wird. Wenn wir in dieser Haltung von Gewaltlosigkeit und Freundlichkeit leben, ändert sich alles. Wir werden in der Lage sein, auch den ‚Misthaufen' freundlich zu begegnen und sie zu lieben. Was oder wen man liebt, ist weniger wichtig als die Liebe fließen zu lassen. Dies ist eine innere Haltung, bhavana genannt. Dazu gehört auch, zu lieben, was in diesem Moment geschieht. Der Augenblick ist eine Einladung, ganz in die Gegenwart einzutauchen und ihr mit Offenheit und Wachheit zu begegnen. Wenn wir an die vielen Momente denken, in denen wir zunächst einmal unangenehm überrascht sind und den Augenblick erst nicht akzeptieren können, so ist das nicht leicht.

Es bedarf auch der Freundlichkeit sich selbst gegenüber. Hier liegt eine gewisse Herausforderung, sich selbst mit allen Gedanken, Ängsten, Sehnsüchten anzunehmen, ohne sich zu verurteilen. Je mehr diese Form der Selbstakzeptanz entsteht, umso mehr sehen wir uns in der Lage, auch andere zu akzeptieren. Einer der größten Erfolge im Leben ist, sich selbst zu lieben, egal in welcher Situation.

Übung: Betrachte jeden Menschen als Freund. Denke schon bevor du jemanden kennenlernst, dass es sich um einen lieben Freund handelt.

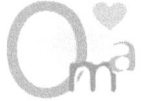
Wo nichts ist, da wohnt keiner.
Uroma Katharina von Jeannette aus Gersfeld

Jeder Mensch hat seine Themen, die sich von den Themen der anderen unterscheiden. Leben bedeutet, dass auch Schwieriges stattfindet, an dem sich der Mensch messen

kann und wodurch er sich entwickelt. In dieser Weisheit liegt ein großer Trost, denn wir sind mit allen verbunden. Allen geschieht ein Schicksal, keiner ist ausgenommen und keiner hat ein Leben ohne Hürden. Selbst im Leben von Heiligen gibt es Krankheit, Leid und Tod.
Diese Erkenntnis unterstützt uns auch darin, niemanden zu beneiden. Eine Yogalehrerin hatte einst eine andere Frau im gleichen Alter bewundert und beneidet, weil diese eine tolle Wohnung mit Dachgarten in einer tollen Stadt hatte. Sie verglich sich mit ihr und dachte: ‚Die hat es zu was gebracht – ich nicht!'
Dann kam die Nachricht von dem plötzlichen Tod der Frau mit dem Dachgarten. Sie war auf einer Nordseeinsel in Urlaub gewesen und auf eine Weise gestürzt, dass sie daran verstorben ist.
Man weiß nie, wann etwas im Leben geschieht. Diese Frau hatte vielleicht eine schöne Wohnung, an der sie sich erfreut hat. Doch nur für eine gewisse Zeit in ihrem kurzen Leben. Wir wissen es nicht, wann und warum die Dinge geschehen. Manche sind zu großen Leistungen in einer sehr kurzen Zeit fähig, wie z.B. Mozart, der schon mit 36 Jahren verstarb. Unser Leben beinhaltet ein gewisses Chaos, denn Altes muss zerstört werden, um den immerwährenden Wandel zu ermöglichen. Wo dieser Wandel aufhört, da wohnt niemand mehr, es gibt nur noch Leere. Daher gilt es, diese inhärente Bewegung als Teil des Lebens zu bejahen und sich in die oft schmerzhafte Dynamik, die jedem echten Umwandlungsprozess innewohnt, ein zu ordnen.

Übung 1: Wenn du das nächste Mal merkst, dass du denkst, bei diesem Menschen läuft alles besser als bei mir, setze ganz bewusst einen Stopp. Mache dir klar, dass du nicht genau weißt, wie sein Schicksal verlaufen wird.

Übung 2: Mache dir bei deinem nächsten ‚Verlust' klar, dass dieser Wandel notwendig ist, um dich in Bewegung zu versetzen.

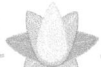

Eine Hand wäscht die andere.

Oma Erna von Annell aus Mannheim

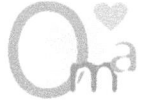

Es gibt ein Zusammenspiel von Geben und Nehmen. Jemand gibt etwas und bekommt dafür etwas zurück. In diesem Bild der Hände liegt eine Klarheit und Gesetzmäßigkeit. Eine Hand kann sowohl Geben als auch Empfangen. Manche Menschen sind blockiert im Geben, d.h. es fällt ihnen schwer, etwas von sich zu geben und los zu lassen. Ein Teil möchte festhalten. Andere haben Schwierigkeiten, etwas anzunehmen. Wenn man ein positives Feedback erhält, wird es erst einmal abgewehrt, ein Kompliment weggewischt und ein Geschenk doppelt und dreifach wieder zurückgegeben. Um jedoch in die eigene Mitte zu kommen, bedarf es einer Ausgewogenheit zwischen Geben und Nehmen, so wie wir sowohl das Einatmen als auch das Ausatmen brauchen.

Die Dysbalance von Geben und Empfangen hat oftmals ihre Wurzel im Selbstwert. Beim mangelnden Geben und damit loslassen können, liegt oft ein Mangeldenken und eine Angst zugrunde: Wenn ich etwas gebe, bleibe ich leer zurück. Ich habe nicht genug, um abgeben zu können.

Beim Nicht empfangen können steckt oft ein anderer Gedanke dahinter: Ich bin es nicht wert, etwas zu erhalten. Und wenn, sollte ich ganz schnell ganz viel zurückgeben, sonst stehe ich in einer Schuld.
Wer also in einem dieser Bereiche eine Blockade fühlt, braucht eine tiefe Reflexion, um die Ursache herauszufinden und kann dann die Balance herstellen.

Übung 1: Versuche, Komplimente, positives Feedback und Geschenke anzunehmen und freue dich darüber.

Übung 2: Gib etwas von dir und lasse es ganz bewusst los. Freue dich daran, dass du nun geben kannst und jemand anders etwas durch dich erhält.

wahrhaftigkeit

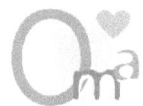

Lügen haben kurze Beine.

Oma Erna von Annell aus Mannheim

Mit einer Lüge kann man keine weite Wegstrecke im Leben zurücklegen. Irgendwann kommt sie ans Tageslicht und dann sieht man das, was eigentlich verborgen bleiben sollte und gleichzeitig, dass jemand etwas verbergen wollte. Das kann sehr peinlich und unangenehm werden. Im Yoga wird der Wahrheit und der Wahrhaftigkeit ein sehr hoher Wert zugesprochen. Die Wahrheit beginnt in den Gedanken, äußert sich in Worten und wird in Taten ausgedrückt. Mit der Wahrhaftigkeit in Gedanken ist eine tiefe Aufrichtigkeit sich selbst und dem Leben gegenüber gemeint. Diese Aufrichtigkeit sich selbst gegenüber geht sogar so weit, dass man in jedem Moment des Lebens das tun sollte, was man wirklich von innen heraus tun möchte. Macht man z.B. eine Arbeit, die man gar nicht machen möchte, so wird man vielleicht öfter krank, weil der Widerstand gegen diese Arbeit sehr groß wird. Oder man möchte vielleicht einen bestimmten Besuch nicht machen und wird kurz vorher krank. Dabei handelt es sich jedoch um Reaktionen, die nicht wirklich aufrichtig sind. Man traut sich nicht, den Besuch mit der eigentlichen echten Begründung abzusagen, oder man traut sich nicht, genau die Arbeit zu ergreifen, für die man innerlich brennt und entwickelt eine Krankheit. Dabei hat man sich selbst geschwächt, weil der Mut zur Wahrheit gefehlt hat. Nun ist man krank und kommt gar nicht mehr voran, auch nicht in den Angelegenheiten, die einem wirklich wichtig sind.

Darin liegt ein Rückschritt. Entwickelt man eine Aufrichtigkeit in Gedanken, so werden auch die Worte war und die Taten authentisch. Der Mensch legt seine Rollen und Masken ab und wird so, wie er wirklich ist. Nun kann er sich annehmen. Er macht nichts mehr, was nicht mit seinem Wesen und seiner wahren Natur in Einklang steht. Dabei handelt es sich um einen langen Prozess, der in einer tiefen Aussöhnung mit sich selbst und der Wirklichkeit endet.

Wer lügt, befindet sich im Kampf mit der Realität und damit auf schwankendem Boden. Die Lüge hat kurze Beine, auf denen man nicht schnell vorankommt. Sie ist somit eine Art Bremse und Verlangsamung der Selbstentwicklung. Die Wahrheit hingegen beschleunigt die Entwicklung der gesamten Persönlichkeit.

Übung: Wenn du das nächste Mal versuchst, die Wahrheit zu vernebeln, vergegenwärtige dir, wie sehr eine Lüge dich bremst.

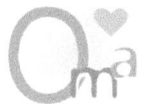 *Beschiss kommt auf den Tisch.*

Oma Gertrud aus Karlsruhe Durlach von Peter

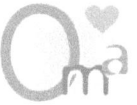 *Wer einmal lügt, dem glaubt man nicht, und wenn er auch die Wahrheit spricht.*

Oma Inge von Sophia aus Mannheim

Schon eine einmalige Lüge genügt, um bei vielen Menschen den Eindruck von Unglaubwürdigkeit entstehen zu lassen. Es ist schwierig, das so entstandene Bild von demjenigen, der gelogen hat, wieder loszulassen. Wie eine Brücke, die zusammengebrochen ist, kann das verlorene Vertrauen nicht so einfach wiederhergestellt werden. Selbst, wenn jetzt die Wahrheit gesprochen wird, gibt es keine schnelle Rehabilitation. In diesem Spruch ist eine Warnung enthalten, niemals leichtfertig mit der Wahrheit umzugehen. Sie ist ein hohes und wertvolles Gut im Zusammenleben. Menschen brauchen die Wahrheit, um miteinander in Verbindung zu kommen. Die Wahrheit ist wie eine Brücke, die die Verbindung und das Verständnis der unterschiedlichen Welten ermöglicht.

In der Yogaphilosophie genießt derjenige, der die Wahrheit denkt und lebt, höchstes Vertrauen, sogar bei den Tieren. Daher sollte das Leben eines Weisen lesbar sein wie ein offenes Buch.

Die Wahrheit hat eine ganz eigene Kraft. Sie enthüllt, was wie in einer dunklen Abstellkammer im Verborgenen liegt. Sie bringt Licht in die Dunkelheit. Sie hilft uns, zu vertrauen und ist die Basis von stabilen Beziehungen. Je mehr sich ein Mensch der eigenen Wahrheit öffnet, umso mehr positive Beziehungen können entstehen.

Die Wahrheit ist auch ein roter Faden, der uns aus dem Labyrinth von Unklarheit und Verwirrung hinausführen kann. Schon eine einzige Lüge kann uns in große Schwierigkeiten bringen. Daher ist es wichtig, den Jüngeren den hohen ethischen Wert der Wahrheit und deren Bedeutung für den Erfolg im Leben klarzumachen.

Übung: Versuche, wann immer möglich, deine Gedanken und Worte übereinstimmen zu lassen. Sei aufrichtig zu dir selbst und inspiriere Kinder und Jugendliche, den Mut zu finden, zu sich und ihrer eigenen Wahrheit zu stehen.

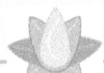

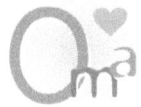 *Das pfeifen die Spatzen schon von den Dächern.*

Oma Kunigunde von Heike aus Ansbach

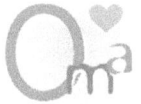 *Ehrlich währt am längsten.*

Oma Erna von Annell aus Mannheim

Diese Weisheit findet sich bereits in den Veden, einer sehr alten indischen Schrift: Die Wahrheit siegt immer. Eine Lebenslüge kann aufgedeckt werden, die Wahrheit hat etwas Dauerhaftes. Sie ist einfach da und wartet so lange, bis sie erkannt wird. Ehrlich zu sein bedeutet auch, zu sich selbst ehrlich zu sein und ein Leben zu führen, das genau das ausdrückt, was im Inneren lebendig ist. Es bedeutet, zu sagen, was man denkt, zumindest, wenn es nicht mit Gewalt in Konflikt gerät. Das ganze Wesen steht im Einklang mit sich selbst. Auch die Lebensaufgabe und die Beziehungen haben Vertrauen als Basis. Ehrlichkeit führt zu Erleichterung, man kann sein, wer man wirklich ist und muss sich nicht aufgrund eines falschen Selbstkonzepts oder weil andere es zu erwarten scheinen, verstellen. In der Yogaphilosophie wird viel Wert auf diese authentische Form des Selbstausdrucks gelegt.

Alle Techniken zielen darauf ab, die Kraft dieser sich selbst ausdrückenden Authentizität zu entwickeln und sich damit in seiner eigenen Stärke zu verwurzeln. Der Geist wird ehrlich, wenn die Gedanken zur Ruhe gekommen sind, da er nun nicht mehr durch eine vergangenheitsorientierte Färbung getrübt ist und aus der Illusion der Welt der Erscheinungen auftaucht.

Übung: Versuche, einen ganzen Tag lang ehrlich zu sein. Sprich ganz bewusst die Wahrheit, übertreibe nichts, verschönere nichts. Achte darauf, wie du dich dabei fühlst. Auch das Denken von Wahrheit kann trainiert werden.

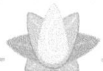

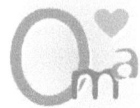

Was lange währt, wird endlich gut.

Oma Erna von Annell aus Mannheim

Manchmal befinden wir uns in Situationen, die uns aussichtslos erscheinen. Über einen längeren Zeitraum scheint man festzustecken und es macht sich der Eindruck breit, eine positive Auflösung der Lage sei nicht mehr möglich.
Hier weist der Spruch auf mehrere Aspekte hin, die nun wichtig werden. An dieser Stelle benötigt man Durchhaltevermögen, im Yoga abhyasa genannt. Wichtig ist, nicht aufzugeben und sich weiterhin zu bemühen – so lange, bis ein gutes Ende in Sicht ist. Zudem bedarf es des Vertrauens, shraddha, dass man zwar jetzt in einer unfertigen Situation zu stagnieren scheint, dass es aber dennoch vorangeht und man in gewisser Weise losgelöst und geduldig auf eine gute Lösung wartet. Weil man der Sache Zeit gibt und den Rhythmus des Lebens gewähren lässt ohne kontrollierend einzuwirken, kann das hervorgebracht werden, was hervorgebracht werden soll.
Auch in einem Kunstwerk, dessen Gestaltung vielleicht Jahre dauert, kann der Künstler bereits das Werk selbst erkennen. Selbst eine Pfingstrose braucht einige Jahre, bis sie blüht. Dann oft erst spärlich mit nur einer Blüte und später in voller Blütenpracht.
Im Yoga wünschen sich Anfänger oft, dass Ruhe in den Gedanken einkehrt. Man übt und übt und wundert sich, dass man sich immer noch so aufregt wie zuvor. Doch dann kommt eines Tages eine wirkliche Veränderung und man reagiert anders als je zuvor.

Übung 1: Wenn du einen Garten hast, pflanze eine Pfingstrose und warte, was geschieht.

Übung 2: Nimm dir ein kleines Projekt vor, etwas, was dir Spaß macht, z.B. ein Bild machen und lasse dir sehr viel Zeit. Setze dich in keiner Weise unter Druck, sondern gestalte dieses Projekt in deinem eigenen Rhythmus.

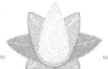

gelassenheit

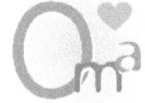

Lassen wir den Karren laufen.

Oma Elfriede von Martina aus Mannheim

Der Karren unseres Lebens läuft, ob wir wollen oder nicht. Wenn wir ihn vom Laufen abhalten wollen, erzeugt das Anspannung im Körper und in der Gedankenwelt. Dadurch entsteht Widerstand, der Leid erzeugt und in dem wir uns sehr unwohl fühlen. Mit großem emotionalem und manchmal auch physischem Einsatz stemmen wir uns gegen die Lebenswirklichkeit! Das kostet Kraft und wertvolle Lebensenergie. Aufhalten können wir den Strom des Lebens nicht. Daher ist es einfacher für die innere Situation, den Karren laufen zu lassen und einfach zu beobachten, was geschieht, ohne eine eigene Wertung hinzuzufügen. Hier heißt es, einen Schritt zurück zu treten und die Situation mit Abstand zu betrachten. Es gibt einen Grund, warum sie so ist, den man nur in diesem Moment noch nicht klar erkennen kann. Die Dinge geschehen, damit wir etwas Wesentliches daraus lernen. Wir haben dann eine Erfahrung gemacht. Wenn wir in der Lage sind, aus dieser Erfahrung folgerichtige Schlüsse zu ziehen, ist der Lernprozess erfolgreich. Ähnliche Erfahrungen, die ebensoviel Leid erzeugen würden, brauchen wir dann nie wieder zu machen. Der Sinn des gesamten Lebens ist es, Erfahrungen zu machen, die uns immer tiefer mit unserem wahren Wesen in Verbindung bringen. Ist die Erfahrung gemacht und integriert worden, kann sich die Situation auflösen. Sie hat dann jede Bedeutung verloren.

Wenn wir vertrauensvoll den Karren laufen lassen, entfaltet sich das Leben in seinem eigenen Rhythmus. Wir lernen, es zu genießen, auch wenn sich alles permanent verändert und wandelt.

Übung: Setze dich auf den Boden oder einen Stuhl. Lasse den Oberkörper, Arme und Kopf nach vorne sinken. Versuche, alle Anspannung aus dem Körper zu entlassen.

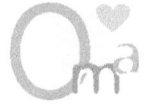

Als weiter.

Oma von Diana aus Limburg

Manchmal wirkt es, als würden wir feststecken und stagnieren. Die Stagnation ist eine Form des Widerstandes, also etwas, was uns blockiert und am Wachstum hindern möchte. Für jemanden, der wachsen und sich entwickeln möchte, gilt daher der Grundsatz, ununterbrochen zu üben. Auch wenn es momentan so wirkt, als würde alles still stehen, so gilt es dennoch, mit seinen Übungen fort zu fahren. Nur wer ununterbrochen übt, so dass keine allzu großen Lücken entstehen können, kann am Ende mit dem Erfolg rechnen. Unter Üben versteht man im Yoga, bestimmte Techniken so zu trainieren, dass die Gedanken zur Ruhe kommen können. Natürlich ist das eine sehr langwierige Aufgabe, bei der es zuweilen so erscheint, als sei sie aussichtslos.

Dann gilt es, weiter zu machen. Wie ein Marathonläufer, der auch sehr viel trainieren muss, bis er an sein Ziel gelangt.
Daher gilt es, nie aufzugeben, egal was geschieht. Auch wenn man arbeitslos ist oder eine schwere Krankheit hat, wird der Pfad der Selbstentwicklung weitergetreten. Das Blatt kann sich jederzeit wenden, wenn man seinen Weg zielgerichtet weiterverfolgt.

Übung: Versuche, jeden Tag einen Moment der Besinnung zu erleben. Wähle eine Übung, die dir guttut und übe sie täglich.

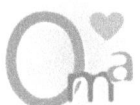
Wenn du so alt bist wie deine Großmutter ist alles vorbei.

Oma von Rosemarie aus Pforzheim

Es gibt einen Zustand der Erlösung, bei dem im Inneren eine so starke Losgelöstheit und Distanz erfahren wird, als läge alles, was jetzt gerade geschieht, schon in der tiefen Vergangenheit. Obwohl wir uns in der Gegenwart befinden, ist der Abstand da, als läge alles weit zurück. So ist es auch, wenn man im Alter einer Großmutter ist. Die Situationen, die 20 oder 40 Jahre in der Vergangenheit liegen, regen uns heute nicht mehr oder zumindest nicht mehr in derselben Art und Weise auf. Sie haben nun eine andere Bedeutung und haben sich in Erinnerung verwandelt. Je länger etwas vorbei gegangen ist, umso stärker sinkt es in die Vergangenheit ein und desto mehr sind wir davon losgelöst. Dabei handelt es sich um etwas, was wie von alleine geschieht, das aber durch die Techniken von Yoga und Meditation stark beschleunigt werden kann. Ziel ist es, eine immer stärkere Losgelöstheit in den Veränderungsphasen zu erfahren, auch während sie gerade geschehen. Aufregung ist eine Emotion und damit temporär. Sie wird wieder vergehen, das ist ihre Natur. Ein Bewusst machen dieser vergänglichen Natur lässt alles leichter werden.

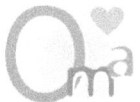 *Alles ist vergänglich, nur der Kuhschwanz, der ist länglich.*

Uroma Katharina von Jeannette aus Gersfeld

Hindernisse auf dem Weg entstehen, wenn wir uns an vergängliche Dinge klammern. Obwohl es ganz offensichtlich sinnlos ist, sich an Äußerlichkeiten wie Häuser, Autos, Beziehungen etc. anzuhaften, ist es doch so schwierig, Gewohntes und Geliebtes loszulassen. Loslassen ist das Geheimnis des Yoga und vieler anderer Wege, die die Entfaltung des Menschen in den Fokus setzen. Dieses Loslassen hat einen inneren Sinnzusammenhang mit der Erkenntnis und dem Durchdringen, das tatsächlich alles vergeht. Wenn wir diese Wahrheit nicht anerkennen und akzeptieren können, kann viel Traurigkeit im Inneren entstehen. Daher ist es von großer Erleichterung, dass es im Yoga etwas gibt, was als nicht vergänglich angesehen wird: der innere Wesenskern. Der innere Wesenskern, die innere Mitte, das Bewusstsein, etwas, was im inneren Wesen des Menschen liegt und von außen nicht sichtbar ist. Immer mehr Menschen spüren, dass es mehr gibt als nur die materielle Umgebung. Sie nehmen ihre innere Mitte wahr und freuen sich sehr darüber, mit ihr in eine enge und innige Verbindung zu treten. Je mehr diese Verbindung zu sich selbst vertieft wird, umso mehr kann das Gefühl von einem offenen weiten Raum entstehen. In diesem weiten Raum ist man sich seines Selbst bewusst und erlebt dadurch innere Sicherheit und Stärke. Da dieser Raum sich nun täglich weitet, entwickeln sich glückliche Fügungen. Eine neue Erfahrung von Leben, welches von innen und aus der Begegnung mit sich selbst motiviert ist, führt zur Harmonisierung aller äußeren Bewegungen. Alles kommt mit Leichtigkeit auf uns zu und es wird immer klarer: alles ist vergänglich bis auf den Kuhschwanz, das unvergängliche Selbst.

Übung: Reflektiere in der Begegnung mit der Natur und den Jahreszeiten, dass das Blühen, das Werden und das Vergehen nur ein momentaner Zustand ist.

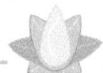

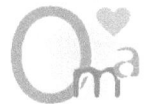

Es ist wie es ist.
Oma von Diana aus Limburg

Es ist sinnlos, einer Katze das Bellen beibringen zu wollen. Sie wird es nie lernen, denn sie kann nicht aus ihrer Natur herausgehen. Sie verständigt sich durch Miauen. Wir unternehmen oft enorme Anstrengungen, um unsere Beziehungen im gesamten Umfeld zu kontrollieren, und versuchen, die Menschen zu etwas zu bringen, was sie einerseits vermutlich gar nicht möchten und andererseits auch von ihrer Persönlichkeit ausgehend nicht können.
Es ist daher sehr erleichternd, das, was gerade geschieht und geschehen möchte, zu akzeptieren. Dazu ist es von Vorteil, Vertrauen und Demut in sich zu entwickeln. Es ist ganz einfach, Vertrauen entstehen zu lassen, wenn man davon ausgeht, dass die Natur uns gegenüber immer wohlwollend eingestellt ist und immer unsere Weiterentwicklung und Persönlichkeitsentfaltung im Blick hat. Auch wenn die Lage alles andere als rosig erscheint, können wir immer darauf vertrauen, dass hinter den Ereignissen das Wohlwollen der Natur steht, welches letztlich zur Heilung auf allen Ebenen führt. Das annehmen, was jetzt gerade geschieht, führt zur Vereinfachung des Lebens und zu innerem Frieden. Das, was geschieht, kann beobachtet werden, und durch die Akzeptanz des Beobachtungsgegenstandes gelangen wir zu Klarheit und Logik. Auch die unangenehmen Situationen dienen der eigenen Erkenntnis und sind somit nicht aus Feindseligkeit in unser Leben gekommen, sondern aus Wohlwollen, damit wir lernen, was es zu lernen gibt.
Es ist, wie es ist. So wie es ist, ist es gut. Wir kämpfen nicht, dass es anders ist, wir lassen den Widerstand los. Ruhe und Sicherheit kehren ins Leben zurück.

Übung: Beobachte die Situation zusammen mit einer anderen Person, die nicht persönlich und emotional betroffen ist. Versuche dadurch, wie ein Zeuge oder eine Zeugin in eine neutrale Position zu kommen.

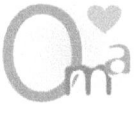

Allen Prüfungen, die das Leben dir auferlegt, begegne mit Gelassenheit. Alle sind zu überwinden, wenn nur Seele und Geist in schöner Harmonie vereint sind.

Oma Elisabeth von Elisabeth aus Hamburg

Ein Geist, der in jeder Lebenslage gelassen bleibt, ist mit der Seele in Einklang. Wenn diese Bedingung erfüllt ist, kann allen Prüfungen des Lebens entgegengetreten werden. Wenn man nichts mehr als feindselig ansieht, nichts mehr fürchtet und beobachtet, was geschieht, entsteht Gelassenheit und Gleichmut.
Oft ist es noch nicht der Fall, dass der Geist, die Gedanken mit der Seele harmonieren. Man sehnt sich zwar innerlich nach Frieden, und dennoch gibt es Konflikte im Leben, die unauflösbar zu sein scheinen. Man reagiert ähnlich einer Schallplatte mit immer den gleichen Verhaltensweisen, Gedanken und Gefühlen. Es scheint unbegreiflich: man hat so viel an sich gearbeitet, so viele Weisheiten gelesen, Therapien gemacht, Ratschläge befolgt – und dennoch fühlt man sich unglücklich und eng. Das, was man gerne möchte und die Lebenswirklichkeit klaffen weit auseinander. Die Seele ist schon sehr weit, aber die Gedanken können noch nicht folgen. Erst wenn die Gedanken soweit trainiert werden, dass sie nicht mehr

werten und gelassen bleiben, auch wenn man provoziert und herausgefordert wird, erst wenn diese innere Stärke etabliert ist, entsteht die notwendige Harmonie von Seele und Geist. Erst dann können die inneren und äußeren Hindernisse überwunden werden, erst dann können die Prüfungen bestanden werden. Denn allein aus der Gelassenheit entsteht oft die Lösung des Problems.

Übung 1: Wenn du enttäuscht bist, dass es nicht voranzugehen scheint, sage dir: Gib niemals auf.

Übung 2: Betrachte die für dich unangenehme Situation als Prüfung, die bestanden werden kann allein dadurch, dass du gelassen bleibst.

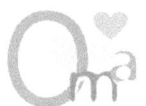

Der Herrgott hat einen großen Tiergarten.

Uroma Katharina von Jeannette aus Gersfeld

Menschen haben unterschiedliche Wesensarten, Denkweisen und Verhaltensweisen, sowie es auch viele verschiedene Arten von Pflanzen und Tieren gibt. Der Tiergarten ist so groß, damit viele unterschiedliche Wesen darin Platz finden und sich ausdrücken können. Sie alle sind mit der Schöpfung, dem göttlichen Prinzip als Teil einer großen Familie verbunden. Es muss einen Sinn geben, dass die Vielfalt so groß ist. Diese Vielfalt kann uns erfreuen, wir können den Ursprung allen Lebens darin erkennen und die Einheit, die uns verbindet. Diese Weisheit ruft uns zu Toleranz und Akzeptanz auf, sie bringt uns in die Weite und sorgt für Humor. Es kann großen Spaß machen, die anderen in ihrer Individualität stehen zu lassen und sich von ihnen inspirieren zu lassen. Zum Beispiel reagieren Schimpansen, wenn sie einen Schraubenzieher bekommen, so, dass sie ihn nach ihren Artgenossen werfen. Gorillas kratzen sich damit das Fell und Orang Utans machen damit die Käfigtür auf. Daher ist es wichtig, zu akzeptieren, dass jedes Wesen einen anderen Bewusstseinszustand hat und nicht zu versuchen, jemanden in eine Richtung zu drängen, wenn er dies nicht will und sich auch nicht dazu in der Lage sieht. Dazu gehört ein tiefes Begreifen, dass diese Unterschiede nicht ‚weggemacht' werden können. Es geht vielmehr um das Erkennen einer Einheit auf der inneren Ebene, um die seelische Verbundenheit von Pflanzen, Tieren und Menschen.

Übung: Hänge einen Meisenknödel auf und erfreue dich an allen Vögeln, die kommen, an ihrem unterschiedlichen Gefieder, dem Zwitschern und den Bewegungen.

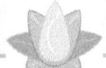

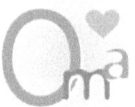

Morgen sieht die Welt schon wieder anders aus.

Oma Inge von Christine aus Bammental

Im Schlaf, insbesondere in der REM-Phase, werden Eindrücke, die sich über Tag angesammelt haben, emotional verarbeitet. Daher wachen wir nach turbulenten Erlebnissen oft am nächsten Morgen auf und haben einen inneren Abstand zum Vortag. Nun gelingt es uns, in der Distanz besser damit umzugehen und manchmal sogar eine gute Lösung vor Augen zu haben. Wichtig ist es, in der REM-Phase nicht aufgeweckt zu werden, damit die Eindrücke nachhaltig verarbeitet werden können. Durch die Regeneration und Ruhe im Schlaf und durch die Verarbeitung der Emotionen und den zeitlichen Abstand zum Geschehen sieht die Welt oft wirklich anders aus, d.h. der Blick auf die Welt konnte sich verändern, ein Wechsel der Perspektive konnte stattfinden. So wie jeder neue Augenblick die Gelegenheit bietet, alles anders zu sehen und vollkommen neu zu beginnen, so bietet auch jeder neue Morgen eine neue Möglichkeit, sich selbst anders zu sehen und auch die Welt anders zu erleben. Durch die neue Erfahrung ändert sich etwas in uns und wenn sich in uns etwas ändert und bewegt, so ändert sich alles. Daher wird im Yoga die Veränderung und Bewegung im Inneren, also in den Gedanken, betont, die dann automatisch zu einer Veränderung im Äußeren führt. Wunderschön ist die Beobachtung einer kleinen Veränderung im Denken, die sofort zu einer Veränderung der äußeren Situation führt, manchmal innerhalb von Minuten. Der Schlaf und die damit durch den Abstand und die Verarbeitung ermöglichte veränderte Denkweise gehört daher zu einem Heilmittel, das sogar Spaß macht und auf einfache Weise wirkt.

Übung: Wenn du dich sehr emotional aufgewühlt fühlst, traurig, wütend, hoffnungslos etc. dann lege dich hin und schlafe, selbst wenn es tagsüber ist, oder gehe sehr früh ins Bett.

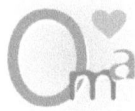

Es hängt keine 100 Jahre auf einer Seite.

Oma von Reinhold aus Heidenheim und
Oma Erna von Wolfi aus Schimmel

Alles geht vorüber, die meisten Situationen sind sogar in weniger als 100 Jahren vorbei. 50 Jahre nach ihrem Tod sind die meisten Menschen schon vergessen. Selbst wenn man ein Buch schreibt, so wird es nur in seltenen Fällen länger als 50 Jahre verlegt. Alles verändert sich, wenn ein gewisser Zeitraum vorüber ist, das Problem hält nicht ein ganzes Leben lang an (die 100 Jahre stehen hier vermutlich für ein langes Leben). Bald kann man sich weder an das Problem noch die schwierige Situation erinnern.

Im Spruch liegt der Aufruf, den Schmerz so bald wie möglich loszulassen, da die Situation oder das Problem bezogen auf die Vergänglichkeit von allem bedeutungslos ist, nur ein Staubkorn im Meer der Zeitlosigkeit.

Im Yoga versuchen wir auch, die Bindung an die Zeit loszulassen. Zwar geschieht etwas jetzt und ist jetzt bedeutungsvoll, einige Jahre später hat es jedoch zumeist keine besondere Bedeutung mehr. Daher kann man auch der großen Bedeutung, die es jetzt für uns haben mag, mit Gelassenheit gegenübertreten. Denn der Yogi lebt jenseits von Raum und Zeit.

Übung: Überlege dir einen Konflikt, der für dich vor 20 Jahren bedeutsam war und wie ist es heute für dich. Wenn du erst 20 Jahre alt bist, überlege dir etwas, was 10 Jahre zuvor für dich wichtig war.

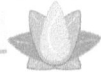

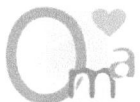

Mach es wie die Sonnenuhr, zähl die heiteren Stunden nur.

Oma Inge von Sophia aus Mannheim

Die Sonne wird in Indien als heilig angesehen und verehrt. Die Sonnenuhr zählt die sonnigen Stunden, ist auf das Heitere, Positive ausgerichtet. Die heiteren sonnigen Stunden zählen, sie werden erinnert, die anderen Stunden werden nicht gezählt. Hier wird eine Qualität beschrieben, die im Yoga mudita heißt, heitere Gelassenheit oder auch die Fähigkeit, in allem etwas Positives zu sehen. Im Vertrauen, dass die Natur uns immer wohlwollend gesonnen ist, richten wir den Blick auf das Schöne, Sonnige, das Heitere im Leben. Das bedeutet nicht, die unangenehmen Situationen zu ignorieren und sich nicht mit ihnen auseinander zu setzen, sondern den Fokus auf das Sonnige, Leichte, Fröhliche zu legen und dafür dankbar zu sein. Das Empfinden von Dankbarkeit und Heiterkeit führt zu einer tiefen inneren Harmonie, in der man lernt, auch mit den schwierigen Themen umzugehen. Es entwickelt sich eine Stärke und Kraft, die es möglich macht, auch in den dunklen Momenten in der inneren Mitte zu bleiben und etwas Gutes in der Situation zu entdecken. Dieses Durchdrungen sein vom Vertrauen in das grundlegende Wohlwollen des Kosmos vertieft die positive Schwingung, in der sich unser Leben nun befindet. Je stärker die Ausrichtung auf das Gute stattfindet, umso mehr kann das Positive, das der persönlichen Entwicklung dient, geschehen. Wie ein Instrument sind wir nun ganz fein abgestimmt auf ein Leben in der Sonne.

Übung:

1. Wenn die Sonne scheint, begrüße sie am Morgen und sage innerlich ‚Danke'.
2. Mache morgens ein paar Sonnengrüße, surya namaskar
3. Übe das gayatri mantra am Morgen.

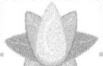

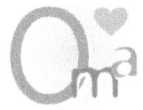
Alles nicht so schlimm, es geht sowieso vorbei.

Oma Barbara von Olivier aus Oberkirch

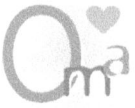
Nach jedem Dezember kommt wieder ein Mai.

Oma von Giovanna aus Italien

Da es vorbeigeht, ist es nicht wirklich schlimm. Auch wenn es im Augenblick sehr schlimm erscheint, so ist zu vermuten, dass es in einigen Monaten oder Jahren viel weniger schlimm, vielleicht sogar ganz neutral betrachtet werden kann. Selbst im Dezember weiß man, dass es wieder einen Mai geben wird. Gute und schlechte Phasen wechseln sich immer ab. Im Wissen um dieses Auf und Ab liegt Trost und Beruhigung. Die älteren Menschen haben dies erfahren und können den jüngeren, die noch stärker in der Dramatik des Lebens eingebunden sind, Ruhe spenden. Objektiv beobachten, was geschieht, ohne es zu bewerten, ist von hohem Nutzen. Diese Betrachtungsweise wird dadurch gefördert, dass man weiß, es geht vorüber und dass sich auch die mit dem Ereignis verknüpften Gedanken und Gefühle stark verändern werden.

Bei mir im Coaching können sich Menschen nach einiger Zeit nicht mehr erinnern, wie sehr sie sich über etwas aufgeregt haben. Es ist wie „weg". Sie erinnern sich zwar noch an das Geschehnis, aber nicht mehr an die Gedanken und Gefühle, die es ausgelöst hat, denn sie sind vorbei.

Übung: Erinnere dich an ein Erlebnis, das dich sehr aufgewühlt hat und lange zurückliegt. Schreibe nun alle Gedanken und Gefühle auf, die du damals hattest und an die du dich erinnern kannst. Schreibe dann auf, wie du dich heute damit fühlst.

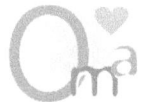
Lerne zu leiden ohne zu klagen.
Oma Elisabeth von Elisabeth aus Hamburg

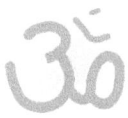
Wenn auf eine leidvolle Erfahrung ein Klagen folgt, wird zu dem ursprünglichen Schmerz noch etwas Neues hinzugefügt. Wir haben dann zwei Schwierigkeiten, das eigentliche

Problem und den negativen Blick auf die Situation und somit landen wir in einem verschlimmerten Zustand.

Damit ist allerdings kein natürlicher und heilsamer Trauerprozess gemeint, der unbedingt wichtig ist und niemals übergangen werden sollte. In der Trauergestaltung wird die Trauer spürbar und kann in Kreativität umgewandelt werden, die ein neues anderes Leben ermöglichen kann.

Klagen ist ein Hadern, ein Nicht haben wollen, ein Widerstand gegen die leidvolle Situation. Hier kann eine neue unangenehme Situation für die Menschen in der Umgebung entstehen, auch sie werden nun Teil des Themas. Je mehr Menschen in das Thema involviert werden, umso mehr kann sich die Negativität ausbreiten. Dies ist ein wenig ähnlich wie der bekannte Fall, dass wenn irgendwo ein Schild hingestellt wird, ‚Fahrräder verboten' und eine Person doch ihr Fahrrad dahinstellt, plötzlich viele andere ihr Fahrrad auch dort hinstellen. Negativität zieht Kreise und nur wenige sind in der Lage, einen Stopp zu setzen und sich nicht davon beeinflussen zu lassen.

Wer Leid erlebt, kann die Energie in die Auflösung des Leides investieren und sich dafür kompetente Unterstützung suchen. Die Menschen im Umfeld und sich selbst mit Klagen zu belasten, wurde bereits von den Omas als wenig sinnvoll erachtet.

Besser die gesamte Energie wird bei der Lösungssuche eingesetzt und nicht durch das Hadern und Klagen verschwendet.

Übung: Wenn du Leid erfährst, suche kompetente Unterstützung und minimiere dadurch den Widerstand in dir selbst gegen die Situation und verzichte auf das Klagen in Familie, Freundeskreis und am Arbeitsplatz.

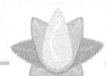

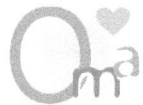
Das Leben hat seine eigenen Wege.

Oma Evi von Helen aus Estland

Die Ereignisse im Leben geschehen auf eine ganz bestimmte Weise, um uns nach vorne in den Fortschritt und in die Heilung zu katapultieren. Von höherer Intelligenz durchdrungen dient jede Situation der Weiterentwicklung. Oft wirken die Ereignisse verwirrend, es bleibt zunächst unverständlich, warum sich die Dinge auf genau diese Weise gestalten. Manchmal passiert auch etwas sehr Ähnliches immer wieder. Das ist ein Aufruf, besonders genau und wachsam hinzusehen. Für jeden gibt es genau die richtige Situation, die in ihrer Kreativität häufig verblüfft. Immer wieder, auch wenn wir uns in Äußerlichkeiten verlieren und anhaften, zeigt uns das Leben in einer liebevollen Korrektur, welcher Weg der ist, der uns zu uns selbst und in die damit verbundene Freiheit führt Auf diese Weise ist das Leben selbst ein Lehrmeister, der unser Schicksal zu unseren Gunsten beeinflussen möchte. Die Wege, die das Leben uns aufzeigt, sind immer wieder neu und völlig individuell auf die in der Biografie begründeten Bedürfnisse des einzelnen Menschen abgestimmt. Jede Biografie und jeder Weg ist einzigartig, ebenso wie jede Persönlichkeit und jeder Lebensauftrag.

Ganz besonders wichtig ist es, genau wahrzunehmen und zu erkennen, was in Krisen und Wendepunkten geschieht und welche Menschen genau zu dieser Zeit auftauchen und uns etwas Wesentliches mitteilen, was uns darin unterstützt, den Weg, den wir aufgerufen werden zu gehen, auch zu sehen.

Je mehr Klarheit entsteht, umso klarer und transparenter wird der Pfad, den es zu beschreiten gilt. Über die Erkenntnis und das Verständnis, welches der für uns richtige Weg ist hinaus geht es darum, zu vertrauen, dass wir über diesen Weg zum Ziel gelangen werden. Je mehr Vertrauen entwickelt wird, umso schneller werden wir aus dem Labyrinth herausgeführt.

> **Übung**: Wenn du das nächste Mal jemanden zufällig triffst, insbesondere wenn du gerade in einer Schwierigkeit steckst, überlege dir nach dem Treffen ganz genau, welche Informationen ausgetauscht wurden und was für dein Weiterkommen wichtig sein könnte. Wenn dir nichts einfällt, frage deinen Coach oder eine Freundin.

Das ist halt so, da kann man nichts machen.

Oma Kunigunde von Heike aus Ansbach

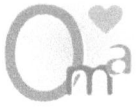

Man kann nichts machen, bedeutet, die Kontrolle aufzugeben und die Situation so anzunehmen, wie sie ist. Dabei wird der Widerstand gegen die Fakten, die Wirklichkeit, die sich momentan so darstellt, losgelassen. Insbesondere soll der Teil der Tatsachen akzeptiert werden, der nicht verändert werden kann. Wenn man sich z.B. immer wieder über eine politische Situation aufregt, die einem nicht gefällt, ohne in irgendeiner Form verändernd einzuwirken, wird noch mehr negative Energie kreiert und man selbst bleibt darin stecken. Wäre man in der Lage, die Situation anzunehmen, so könnte die Energie auf etwas gelenkt werden, was dem eigenen Einfluss unterliegt wie z.B. der Zustand der Gedanken oder ein ehrenamtliches Engagement.

Wer lernt, jede Erfahrung mit außerordentlichem Respekt anzunehmen, ohne sich innerlich dagegen zu sträuben, setzt seine Energie bewusst für sein Leben ein und landet im Erfolg, da die Energie nicht verschwendet wird. Sich „für" etwas einzusetzen, ist sinnvoll, sich gegen etwas aufzulehnen, was unabänderlich ist, ist sinnlos und so, als würde man sich selbst das Wasser abgraben anstatt es kraftvoll fließen zu lassen.

Übung: Wenn dich ein Missstand in der Welt stört, versuche in kleinen Schritten etwas dagegen zu unternehmen und stelle jedes Jammern über das Thema ein. Es kann etwas ganz Kleines sein, z.B. möchtest du nicht, dass Bienen sterben und stellst eine Pflanze auf den Balkon oder in den Garten, die für Bienen Nahrung bietet.

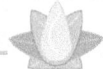

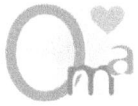
Man muss die Angel da auswerfen, wo man mit keinen Fischen rechnet.

Oma Anna von Elke aus Nürnberg

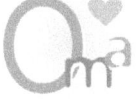
Leben und leben lassen.

Oma Erna von Annel aus Mannheim

Sein Leben selbst gestalten und sich selbst einen freien weiten Raum zu erschaffen, in den man sich hinein entfalten

kann, ist eine Vorbedingung, um erkennen und respektieren zu können, dass sich auch die anderen Menschen diesen Raum nehmen. Ist man selbst blockiert und kann nicht wahrnehmen, was lebendig ist und gelebt werden möchte, so hat man oft damit Schwierigkeiten, wenn andere das tun. Menschen, die innerlich frei sind und somit auch äußerlich viel Freiheit ausstrahlen, sind eine Inspiration. Sie haben den Mut, die eigene Lebendigkeit auszudrücken und sorgen damit auch dafür, dass die anderen ihre Lebendigkeit spüren und ausdrücken lernen. Sie haben Vertrauen in sich selbst und ihren eigenen Selbstausdruck und da sie in sich ruhen, lassen sie auch die anderen ihre ganz eigene Ausdrucksform wählen.

Sie nehmen sich selbst sehr ernst und während sie sich vertrauensvoll ins Leben hinein bewegen, spüren sie immer wieder neu und intensiv in sich hinein, welcher Aspekt jetzt wichtig ist. Sie wissen daher, dass es auch für die anderen ein sehr individueller Prozess ist, der ganz genau nur für diese eine Person in diesem Moment relevant ist und deren nächsten Schritt markiert.

Höheres Bewusstsein ist ein Zustand äußerster Lebendigkeit und wer in sich höheres Bewusstsein entwickelt, kann andere dabei begleiten, selbst auf einer höheren Ebene das Leben stattfinden zu lassen. Ganz präsent zu sein, das ist die eigentliche Aufforderung, die eigentliche Bestimmung. Wer lebt, ist ganz da, ganz präsent und freut sich, wenn er auf jemanden trifft, der auch ganz in diesen Moment des Lebens eingetaucht ist.

Übung: Nimm wahr, was jetzt, in diesem Augenblick für dich das Wesentlichste ist. Nimm deine Lebendigkeit wahr und gib ihr Raum. Schließe für einen kleinen Moment die Augen, um damit in Verbindung zu kommen.

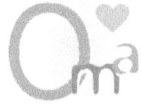

Nicht alles auf die Goldwaage legen.

Oma Erna von Annell aus Mannheim

Mit einer Goldwaage wird etwas sehr Feines und Kostbares gewogen. Wenn jemand etwas sagt oder tut, was uns nicht gefällt und vielleicht ein Verletzt Sein in uns auslöst, so sollten wir es nicht auf die Goldwaage legen. Darin liegt ein Aufruf zur Großzügigkeit, zum Darüber hinweg Sehen, zum Gleichmut. Wir werden dazu angehalten, ruhig zu bleiben, nicht darauf zu reagieren, die Sache nicht aufzuwiegen. Im Yoga gibt es eine Qualität, die wir in uns entwickeln sollen, das ist upeksha, der Gleichmut gegenüber den Untugenden der anderen. Wie auch immer sich die anderen verhalten, wir bleiben ruhig und tolerant. Darin liegt die Möglichkeit, Beziehungen zu führen, ohne sich permanent dabei aufzureiben. Diese Haltung ist auch von Verständnis, Empathie und einer gewissen Weisheit geprägt. Da wir nicht wissen, wieso die anderen gerade auf diese Weise handeln, lassen wir sie, wie sie sind. Wer das Verhalten der Mitmenschen auf die Goldwaage legt, hat sehr viel zu tun, ohne sich dabei Glück einzuhandeln. In der Mathematik oder beim Goldverkauf mag es sehr auf Genauigkeit ankommen, nicht so in zwischenmenschlichen Beziehungen. Es geht zuweilen auch nicht. Manchmal tut jemand etwas für uns und das ist so anders wie das, was wir für diese Person tun können, dass es unmöglich ist, dies aufzuwiegen und gerecht auszugleichen. Wie kann man z.B. ein liebevoll gekochtes Abendessen mit einem Reifenwechsel aufwiegen? Hier ist Großzügigkeit, Losgelöst sein, Gleichmut gefragt, nicht genaue Berechnung.

Übung: Wenn du das nächste Mal eine Enttäuschung erlebst, nimm etwas aus Gold in deine Hand, z.B. eine kleine Goldmünze, Goldschmuck etc. Halte dann einen Moment inne und beschließe, das Erlebte nicht auf die Goldwaage zu legen. Mache dir klar, dass das wahre Gold deine Ruhe in den Gedanken ist und dass niemand sie stören kann.

nahrung

Essen hält Leib und Seele zusammen.

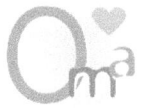

Nahrung und die Menschen in unserer Umgebung sind nach einer alten Yogaschrift, der Bhagavadgita die stärksten Einflussfaktoren für unser Wohlbefinden. Die Nahrung ist daher von hoher Wichtigkeit für den Körper und die Psyche. Das Essen wird Teil von uns selbst. Die Lebensenergie, das prana, hängt sehr stark von der Qualität der Nahrung und der Art und Weise der Zubereitung und Nahrungsaufnahme ab. Lebensenergie, Lebensfreude, Gesundheit und seelisch-geistige Entwicklung sind eng mit der Nahrung verbunden. Der Körper ist ein Tempel, in dem der Geist wohnen darf. Der Leib ist also die Grundlage für die seelische Verfassung. Geistige Klarheit und Konzentrationsfähigkeit werden durch frische gesunde Nahrungsmittel wie Obst und Gemüse gefördert. Wer alle vier Stunden etwas Gesundes in einer ruhigen dankbaren Verfassung zu sich nimmt, sorgt für geistige und körperliche Wachheit und hat damit die Basis für einen sattvischen Zustand geschaffen. Sattva ist Reinheit, Wachheit, Licht, Balance, Intelligenz und wird im Yoga auf allen Ebenen angestrebt. Sattva verhilft zu einem höheren Bewusstsein. Mit Bewusstsein das Essen auszuwählen und es achtsam in sich aufzunehmen, führt zur Harmonie von Körper und Seele.

Übung:

1. Trinke viele Grüne Smoothies und frisch ausgepresste Säfte.
2. Halte vor dem Essen einen Moment inne, um die Nahrung zu segnen, denn sie wird ein Teil von dir.

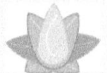

Es Peterle auf der Suppe.

Uroma Katharina von Jeannette aus Gersfeld

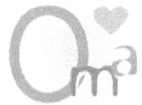

Die Basis unseres Lebens ist eine gewisse Grundversorgung wie Nahrung, ein Ort zum Wohnen und finanzielle Sicherheit. Sobald dies vorhanden ist, geht es uns auf der physischen und materiellen Ebene gut. So ist es auch mit der Suppe, die dem Erhalt des Körpers dient und gut schmeckt und damit die Basis der Versorgung bilden kann. Kommt nun noch Petersilie auf die Suppe, wird die Suppe zum Kunstwerk, zum Hochgenuss. Sie wird nun rund in ihrem Geschmack und verleiht sowohl intensives Wohlbefinden als auch Harmonie. Über die materielle Absicherung hinaus existieren in uns noch viele andere Bedürfnisse, wie z.B. das Bedürfnis nach Selbstausdruck und Selbstwirksamkeit. Wir wollen alles, was in uns lebendig ist, ausdrücken können, um dadurch einen Beitrag zum Wohlergehen der anderen zu leisten. Wenn diese Verbindung zwischen dem, was im Inneren leben will und dem, was wir im Äußeren tun ohne Blockade möglich ist, kommt das Leben in einen Fluss. Die Kreativität, die in jedem schlummert, bricht aus dem Inneren aus und führt zur immer tiefer empfundenen Verbundenheit mit der Welt. Jetzt kann dieses Leben tatsächlich als Leben bezeichnet werden, es ist weit über die Existenzsicherung hinaus zu einem runden Ganzen, zu einem Meisterwerk geworden, zu einer nahrhaften Suppe mit dem richtigen Kraut, welches das Kunstwerk vollendet.

Übung:
1. Verwende ganz bewusst Petersilie oder ein Petersilienpesto beim Kochen, um deine Mahlzeit abzurunden.
2. Ziehe dir selbst Petersilie in einem Topf oder im Garten.
3. Benutze Petersilie in deinen Grünen Smoothies.

Kreiere etwas Magisches in deiner Umgebung, einen tollen Balkon, einen Garten, eine Sofaecke, einfach etwas, was dir Spaß macht. Drücke dich selbst überall kreativ aus, als Designer oder Designerin in deiner Umgebung.

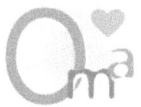

Wer nicht kommt zur rechten Zeit, der muss essen, was übrig bleibt.

Oma Martha von Ralf aus Ludwigshafen

Der richtige Zeitpunkt zu essen wird hier betont. Alle vier Stunden, immer zum gleichen Zeitpunkt ist der Rhythmus, an den sich der Körper gewöhnt und dadurch weiß, wann Nahrung aufgenommen wird und wann sie verdaut wird. Damit wird ihm viel unnötige Arbeit abgenommen. Das sorgt für schnelle Verdauung, Leichtigkeit, Wachheit und Konzentration und beugt Müdigkeit vor. Besonders wichtig wird der Zeitpunkt der Essensaufnahme um die Mittagszeit, denn um 12 Uhr mittags steht das Verdauungsfeuer, agni, an seiner höchsten Stelle. Was um diese Zeit eingenommen wird, kann sehr gut verdaut werden. Das Abendessen soll dagegen leicht ausfallen, sehr gut ist z.B. eine Suppe, dann kann sich der Körper in der Nacht der Regeneration hingeben und ist nicht nur mit Verdauung beschäftigt. Der richtige Moment, die Nahrung aufzunehmen, ist wichtig, ansonsten muss man essen, was die anderen übrig gelassen haben und man hat einen wichtigen Augenblick, sich selbst etwas Gutes zu tun, verpasst. Man kann auch nicht mehr wählen, was man essen möchte, sondern bekommt nur noch die Nahrung, die vielleicht weniger Vitamine beinhaltet und auch nicht mehr frisch ist. Das Einhalten eines Rhythmus beim Essen, die Regelmäßigkeit beim Essen ist ein wertvoller Faktor zur Erhaltung von Gesundheit und Wohlbefinden.

Übung:
1. Versuche, nur alle vier Stunden zu essen
2. Versuche, zu regelmäßigen Zeiten zu essen, Mittagessen am besten zwischen 12 und 14 Uhr

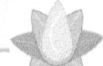

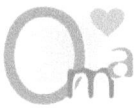 *Das Essen, was man heute kocht, kann bis morgen stehen bleiben, aber die Arbeit sollte heute gemacht werden.*

Oma Fatima von Kahnia aus der Türkei

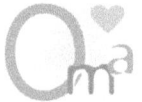 *Manchmal sind die Augen größer wie der Magen.*

Oma Johanna von Helene aus Bingen-Büdesheim

Manchmal füllt man seinen Teller voller Begeisterung auf und muss feststellen, dass man so viel gar nicht essen kann. Die Augen, die Gier waren größer als das eigentliche Bedürfnis. Es geht darum, sich von der eigenen Gier nicht täuschen zu lassen, sondern sich selbst, und das, was man wirklich braucht, kennen zu lernen. Was brauche ich wirklich, um mich wohl zu fühlen? Und was wäre einfach zu viel?
Manchmal wird man vom Falschen verlockt, zuviel Alkohol, zuviel Süßigkeiten, zuviel Fernsehen, zuviel Ablenkung, Feiern, etc. Wir handeln dann aus der Gewohnheit, einer Art Gier, die nie zu dem gewünschten Ergebnis, nämlich zur Zufriedenheit führen wird. Daher gilt es, die Realität objektiv einzuschätzen und achtsam zu hinterfragen, was wirklich nötig ist für unsere Lebenswirklichkeit. Ansonsten wird viel Einsatz nötig, um das einmal Einverleibte wieder loszuwerden – die Kilos, die zuviel sind, Anschaffungen, die überflüssig sind, Anerkennung, die wir nie brauchen, wenn die innere Mitte gefunden wurde.

Übung:

1. Versuche beim Essen etwa gleiche Portionen zu nehmen, die der Körper wirklich braucht und gut verdauen kann.

2. Gehe in deiner Wohnung umher und versuche herauszufinden, was du wirklich brauchst. Wenn du etwas nicht mehr brauchst, kannst du es verschenken, vielleicht an Flüchtlinge oder in Kaufhäuser, die von Behinderten geleitet werden und wo alles angenommen und weiterverkauft wird.

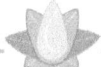

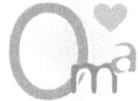

Es macht nichts, im Magen kommt alles zusammen.

Oma Frieda von Nicola aus Plauen

Wer durcheinander isst, braucht sich nicht zu beunruhigen, denn im Magen wird alles zusammen verdaut. Ein Hinweis aus der Bhagavadgita besagt, dass beim Essen nur die Hälfte des Magens gefüllt werden sollte, ein Viertel des Magens soll mit Flüssigkeit gefüllt sein und ein Viertel leer bleiben. Man soll nie so viel essen, dass man sich ganz voll fühlt. Denn das erschwert die Verdauung. Zudem kann ein Gefühl von Schwere und Müdigkeit entstehen, weil der Körper nun sehr mit der Verdauung beschäftigt ist. Die Reihenfolge, in

der man die Nahrung zu sich nimmt, ist daher nicht von großer Bedeutung, aber die Quantität zählt.
Es macht nichts, im Magen kommt alles zusammen, weist auch darauf hin, sich beim Essen zu entspannen und keine Sorgen zu machen. Die Entspannung beim Essen ist ein ganz wichtiger Aspekt, der dazu führen kann, dass die wertvollen Inhalte der Nahrung gut aufgenommen werden können.

Übung: Versuche so zu essen, dass der Magen nicht vollständig gefüllt ist.

Heute geht's uns wieder gut (bei einem guten Essen).

Oma von Olivier aus Oberkirch

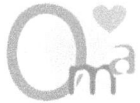

Beim Verzehr einer Mahlzeit haben wir Freude und gleichzeitig einen Zugewinn an Lebenskraft. Dies zu würdigen, kann zur Zufriedenheit führen, santosha genannt. Die Zufriedenheit mit dem, was uns gegeben wurde ist eine wichtige Basis in der Selbstentwicklung. Zufriedenheit mit der Mahlzeit, die vor uns auf dem Tisch steht, d.h. nicht etwas anderes essen wollen, sondern das, was es jetzt gerade gibt. Zufrieden zu sein mit dem, was von alleine auf uns zukommt, ist das Geheimnis, welches zu einer Form von anhaltendem tiefen Glück führen kann. Wir feiern das, was von alleine kommt und jetzt da ist, sind dankbar dafür und sorgen somit für eine dauerhaft installierte Zufriedenheit im Gegensatz zu einer Haltung, in der wir immer nach etwas streben, was gerade nicht da ist. Je intensiver die persönliche Entwicklung voranstrebt, umso tiefer werden Dankbarkeit und Zufriedenheit spürbar. Für Gier und Neid ist nun kein Raum mehr vorhanden, da eine Verankerung im eigenen Selbst entstanden ist, die innere Ruhe zur Folge hat. Das, was von alleine in unser Leben möchte, wird gewürdigt und gefeiert. Das, was nicht vorhanden ist, wird irgendwann im Laufe dieser Entwicklung noch nicht einmal mehr wünschenswert. Denn zu tief ist die Akzeptanz geworden, zu sehr hat sich der Widerstand gegen das, was da ist und der Fokus auf das, was nicht da ist, aufgelöst.

Übung:
1. Mache jeden Tag zum besten Tag deines Lebens, indem du dir am Morgen sagst: Dies ist der beste Tag meines Lebens
2. Feiere auf deine Weise jede Mahlzeit.

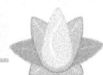

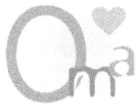 ## Ein blindes Huhn findet auch noch ein Korn.

Oma Erna von Wolfi aus Schimmel

Die Natur sorgt für jedes Wesen, egal, welche Schwierigkeiten es hat. Für alle ist genug da, nicht nur für diejenigen, die sehen können und daher mehr Chancen haben, ein Korn, also etwas für sich Wertvolles zu finden. Blind für etwas sein kann auch bedeuten, Fehler zu machen und die Realität nicht so zu sehen, wie sie ist. Geschieht dies, wird vom Leben aufgezeigt, was nicht richtig gesehen und wahrgenommen werden konnte. Es findet also eine Art Richtigstellung statt, die natürlich manchmal auch sehr unangenehm sein kann. Diese Korrektur kann dann dabei helfen, die Augen zu öffnen und die Wirklichkeit sehen zu können. Da der Kosmos immer wohlgesonnen ist, wird oft das, was man nicht sehen konnte, was noch nicht ins Bewusstsein gerückt war, zu etwas Gutem und Sinnvollem verwendet und umgewandelt. Liebevoll erfolgt ein Hinweis auf die eigene Blindheit, das eigene Unbewusst sein, und man erhält eine neue Chance, bewusster zu handeln und zu einem Sehenden, zu einem Rishi zu werden.

Auch ein blindes Huhn, also jemand, der gar nicht sehen kann, auf was es ankommt, findet ein Korn, also etwas, was ihm weiterhilft. Es wird nicht allein gelassen, nur weil es blind ist. Darin verbirgt sich ein großer Trost und auch eine ausgleichende Gerechtigkeit.

Übung: Versuche zu erkennen, wie viele Körner, d.h. wieviel Gutes, wieviel Weisheit in dein Leben möchte. Achte auf die Kleinigkeiten.

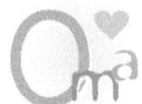

Ein leerer Sack steht nicht.

Oma Erna von Wolfi aus Schimmel

Wer nichts oder wenig zu sich nimmt, hat meist wenig Lebensenergie und wenig Kraft, um seine Lebensaufgaben zu erfüllen. Regelmäßig und in der richtigen Menge zu essen, ist eine wichtige Voraussetzung, um sich aufrecht zu halten und sich aufzurichten. Um sich zu seiner vollen Größe aufzurichten und in sein Potential hineinzuwachsen bedarf es einer gesunden Lebensweise und insbesondere des bewussten Umgangs mit Ernährung. Nahrung kann Licht in alle Zellen bringen und dadurch auch Licht und Ruhe in die Gedanken. Ein Mensch voller Lebensenergie steht für sich und seine Werte ein und füllt die von ihm geschaffene Position voll und ganz aus. Er hat gelernt, sehr bewusst mit sich selbst umzugehen und geht daher auch sehr achtsam mit den Menschen in seiner Umgebung um. Er steht zu seinem Wort und zu seinen Handlungen. Durch sein aufrechtes und kraftvolles Einstehen, bietet er seinen Mitmenschen einen starken Rückhalt. Er weiß, was er braucht, um so fest und aufrecht für sich und sein Leben einstehen zu können und gibt den anderen freien Raum, damit auch sie durch ihre eigene Kraft aufgerichtet werden.

Übung 1: Nimm deine Mahlzeiten regelmäßig ein und lasse keine ausfallen.

Übung 2: Richte dich immer wieder zwischendrin ganz bewusst zu deiner vollen Größe auf.

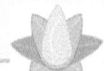

transzendenz

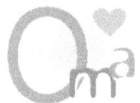

Dein Wort in Gottes Ohr.

Oma Johanna von Helene aus Bingen-Büdesheim

Manchmal, gerade wenn es sich um eine nahestehende Person handelt, möchte man ihr Glauben schenken und hofft, dass es wahr sein könnte, was sie sagt. Allerdings hegt man vielleicht dennoch Zweifel, man kann es momentan nicht glauben, dass es stimmt.

Gott jedoch, eine höhere Instanz als wir selbst, hört dieses Wort. Man hofft, dass Gott dieses Wort hört, denn er hat größere Ohren als wir, die in der Lage sind, empathisch zuzuhören. Er hat mehr Möglichkeiten, dieses Wort wahr werden zu lassen, auch wenn es derzeit sehr unwahrscheinlich aussieht.

Gott kann man vertrauen, er hat die Mittel, auch Unwahrscheinliches zu ermöglichen. Zwar kann man dem Menschen, der etwas Bestimmtes sagt, gerade nicht vertrauen, aber man hofft auf das empathische Ohr Gottes, welches die Bitten hören kann und auch das hört, was sich hinter den Worten verbirgt.

Gott reagiert nicht auf Worthülsen, sondern auf die Wahrheit, die in der Tiefe der Worte zu finden ist.

Er erhört uns und wir können ihm alles anvertrauen.

Auch wenn man den Worten des anderen Menschen momentan nicht vertrauen kann, so vertraut man dennoch in etwas Tieferes, was alle miteinander verbindet.

Gott ist größer als wir selbst, weiß mehr und daher können wir die Hoffnung auf sein weit geöffnetes Ohr richten und darauf, dass die Worte mit seiner tiefen Weisheit gehört werden und sich die Situation aus dieser tiefen Weisheit heraus zum Guten entfalten wird. Man hofft, dass Gott etwas wahr werden lässt und überlässt sich damit dem höheren Geschehen. Damit erhalten wir die Kraft, auf eine positive Wende zu hoffen. Alleine ist es zwar anscheinend nicht zu schaffen, aber wenn mit Liebe und Mitgefühl von höherer Ebene zugehört wird, wird plötzlich das Unmögliche möglich.

Übung:
1. Versuche, einem Mitmenschen fünf Minuten lang empathisch zu zuhören. Das bedeutet, nur hören, ohne etwas Eigenes dazu zu denken und auch nichts dazu zu sagen.

2. Auch wenn du den Worten von jemandem keinen Glauben schenken kannst, versuche dennoch in etwas Höheres zu vertrauen, damit so viel Kraft entstehen kann, dass sich dessen Worte bewahrheiten können.

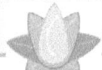

Geh mit Gott aber geh.

Oma Johanna von Helene aus Bingen-Büdesheim

Jemand soll jetzt gehen, es ist nicht mehr stimmig, der Weiterentwicklung nicht mehr dienlich, wenn er bleibt. Aus einem bestimmten Grund soll oder will er sich bewegen und alleine weitergehen. Allerdings erbittet man dies nicht, weil man ihm etwas Schlechtes wünscht, sondern weil es wohl aussichtslos ist, hier an diesem Punkt weiterzumachen. Da man nicht mehr weiß, wie es jetzt gemeinsam weitergehen könnte, ist es besser, der andere geht.
Er soll jedoch mit einem Segen und unter dem Schutz und der Begleitung Gottes gehen. Er soll nicht alleine gelassen werden, sondern die bestmögliche Unterstützung erhalten. Da man selbst nicht mehr in der Lage ist, die Person zu begleiten, wünscht man ihr die Begleitung Gottes. Darin liegt das Loslassen eines Konfliktes oder eines gemeinsamen Weges, der hier vorübergehend oder für immer enden wird, da er eine neue Bewegung braucht. Vielleicht kann es zu einem anderen Zeitpunkt, wenn auf dem neuen Weg etwas verändert oder erkannt wurde, wieder zu einer anderen Gemeinsamkeit unter anderen Vorzeichen kommen. Die neue Bewegung unter dem Segen und der Begleitung Gottes führt vielleicht zu einer Transformation oder Erkenntnis, die in der Gemeinsamkeit nicht möglich wäre.
Es handelt sich hier also um eine sehr klare Aussage, die auf eine physische Trennung abzielt, jedoch bei gleichzeitiger Empathie für den anderen. Zum beiderseitigen Wohl ist es jetzt besser, auseinander zu gehen und sich etwas Höherem anzuvertrauen. So wird die Begegnung mit sich selbst und vielleicht mit der anderen Person in der Zukunft wieder auf einer neuen Ebene möglich.

Übung 1: Dieser Weisheitsspruch vermittelt ein wenig die Fähigkeit, empathisch nein zu sagen. Versuche das nächste Mal, wenn du etwas nicht machen möchtest, empathisch nein zu sagen, d.h. gleichzeitig das Wohlergehen der anderen Person im Auge zu haben und es als ebenso wichtig anzusehen wie dein eigenes.

Übung 2: Mache eine kleine Pilgerreise für dich selbst. Kann auch in der näheren Umgebung sein, z.B. auf einen Hügel hinaufwandern. Nimm dir vor, dir dabei selbst zu begegnen.

Gott lässt seiner nicht spotten.

Oma Helga von Anna aus Nürnberg

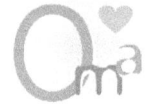

Wenn man über Gott spottet, sich über ihn lustig macht oder über ihn lästert, dann hat es Konsequenzen. Er ist eine Autorität und wenn man sich über eine Autorität lustig macht, hat es meist einen Preis. Er verdient Hochachtung und Respekt. Obwohl unsichtbar und nur auf einer ganz feinen Ebene zu erspüren, kann er sehr viel bewirken. Er und seine Gesetze sollen ernst genommen werden, denn er hat einen starken Einfluss auf unser Leben. Wer ihn übergeht, wird es merken. Er lässt es nicht zu, dass man über ihn spottet, denn er weiß, wie wichtig die Anerkennung seiner Gesetze für uns ist. Gott, in welcher Form auch immer oder auch in Formlosigkeit, ist existentiell für uns. Im Yoga Ishvara genannt, handelt es sich um jemanden, der nicht mehr durch leidvolle Gedankenschwankungen behindert wird und an nichts mehr gebunden ist. Dieses freie Wesen ist unser Vorbild, so dass auch wir eines Tages frei von Bindungen und Anhaftungen werden können. Da Menschen sich meist etwas vorstellen wollen, kann Ishvara jede Form einnehmen, die für uns gut erscheint. Jede Form, in der Ishvara, vereinbar mit allen Religionen, erscheint, verdient Respekt und Achtung.

Übung: Betrachte das Foto eines Heiligen oder einer Heiligen und fühle großen Respekt in dir. Wenn du nicht an Gott glauben kannst oder an Heilige, dann betrachte das Foto eines Menschen, der dich beeindruckt und dir ein Vorbild sein kann.

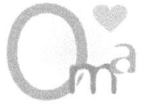

Gottes Mühlen mahlen langsam aber sicher.

Oma Helga von Anna aus Nürnberg

Gott hat einen eigenen Rhythmus, dem man sich anvertrauen kann. In seiner Mühle wird manchmal lange gemahlen, bis ein Ergebnis sichtbar wird. Es kann Jahre oder sogar Jahrzehnte umfassen.

Manchmal arbeiten wir lange Zeit an einem Thema oder einem Projekt und es scheint nichts zu passieren. Man kann jedoch sicher sein, dass wenn man sich in diesem langwierigen Prozess Gott anvertraut, irgendwann einmal etwas Gutes, was uns weiterhilft, geschehen wird. Das Ergebnis unserer Bemühung ist in Gottes Händen. Es geht um Vertrauen in eine höhere Intelligenz, die weiß, wann der richtige Zeitpunkt da ist, die uns manchmal viel Geduld abverlangt. Der Rhythmus, in dem die Mühlen Gottes mahlen, ist vielleicht anders wie der eigene. Oft wünschen wir uns eine schnelle gute Lösung, ein sofortiges Ergebnis. Viel beruhigender ist es jedoch, wenn wir uns diesem langsamen Prozess des Gemahlen Werdens vertrauensvoll hingeben. Wenn der eigene Rhythmus dem höheren Rhythmus angepasst wird, kann ein tiefes Loslassen, eine tiefe Entspannung verspürt werden. Man kann sich im Inneren sicher fühlen, da man nicht an dem Ergebnis zu zweifeln braucht. Man vertraut auf den richtigen Moment. Es ist sicher, dass dieser Moment mit dem Ergebnis irgendwann da sein wird. Nur wann und wie es sich genau gestalten wird, ist nicht mehr in unseren Händen. Wer sich dies vergegenwärtigt, kommt in einen Zustand von Leichtigkeit, in dem sich die innere Anspannung und Verkrampfung lösen kann. Auch wenn im Moment scheinbar noch nichts geschieht, kann dennoch auch jetzt schon mit heiterer Gelassenheit das Leben ergriffen und erfahren werden. Denn der Müller, der diese Mühle betreibt, ist unserem Wohlergehen verpflichtet.

Übung: Wenn du das nächste Mal mit etwas haderst, versuche ganz tief ein- und auszuatmen und dich einem langsameren Rhythmus anzuvertrauen.

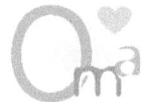

Ich segne euch alle.

Oma von Inge aus Mannheim

Es ist ein alter Brauch, einen Segen auszusprechen, z.B. vor dem Essen, vor einer Reise, bei einer Hochzeit, Taufe usw. Die älteren Menschen segnen die jüngeren, damit sie beschützt sind und liebevoll begleitet, insbesondere, wenn sie in die Welt hinausziehen. Ein Segen ist etwas Heiliges, besonders Heilige sprechen ihn aus, da er ursprünglich von Gott kommt und durch die Heiligen oder älteren Menschen zu den übrigen übertragen wird.

In manchen Situationen liegt ein besonderer Segen. Man kann dann eine besondere Fürsorge, ein besonderes Glück spüren. Ein Segen umhüllt den Gesegneten in einen Mantel aus Liebe. Wer gesegnet ist, dem gelingt alles. Die Jungen brauchen den Segen der älteren Menschen, der sie auf ihrem neuen Weg begleitet. Die Älteren können diesen Weg nicht mehr mitgehen, aber sie sind einverstanden und gehen in Gedanken liebevoll mit, ihr Segen als wesentlicher Begleitschutz.

Übung: Eine konfliktreiche Situation kann sich auflösen, wenn wir sie segnen. Alles, was wir segnen, kann sich in etwas Positives verwandeln, auch eine schwierige Beziehung.
Wenn so etwas bei dir zu finden ist, segne es innerlich immer wieder.

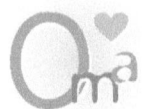

Glaube versetzt Berge.

Oma Erna von Annell aus Mannheim

Wenn der Glaube sehr stark ist, öffnen sich alle Tore und alles wird möglich. Nicht allein das Handeln vollbringt die große Tat, sondern der Glaube an sich selbst, die eigene Kraft. Manche Menschen haben sehr viele Talente, können sie aber nicht umsetzen, weil ihnen der Glaube an sich selbst und die eigenen Fähigkeiten fehlt. Sie haben eine Blockade im Selbstausdruck. Andere haben vielleicht gar nicht so viele Fähigkeiten, aber dadurch, dass sie an sich glauben, sind sie erfolgreich. In allen Lebenslagen positiv über sich selbst zu denken, in der eigenen Mitte zu bleiben und an sich zu glauben, ist ein großer Schritt. Dieser Glaube an die eigene Kraft kann sich vor allem in der Verbindung mit dem inneren Wesenskern, der besonders in der Stille und bei der Kontemplation wahrnehmbar wird, entwickeln. Hier entsteht die Verbindung mit der eigenen Tiefe. Durch den Glauben entsteht eine Kraft, die nicht mehr nur rein menschlicher Natur sein kann, denn Menschen können keine Berge versetzen. Der Glaube verbindet uns mit einer höheren Kraft, die helfen kann, den Berg zu versetzen und das Unmögliche wahr werden zu lassen.

Der Glaube, shraddha, aktiviert positive Energie, die im Yoga als sehr wesentlich hervorgehoben wird. Auch ausweglos erscheinende Situationen können durch Glauben aufgelöst und umgewandelt werden in kleine Wunder.

Der Berg könnte auch ein Hindernis sein, dass die wahre Sicht auf sich selbst verstellt. Er könnte also auch eine innere Blockade symbolisieren. Eine gute Verbindung mit der eigenen Kraft aus dem Inneren ermöglicht die Beseitigung einer jeden Blockade, auch wenn sie aus den eigenen Gedankenmustern kommt.

Übung 1: Überlege dir einen Satz, der den Glauben an dich stärken könnte, z.B.:
- Ich bin fähig.
- Alles, was ich beginne, wird mir gelingen.
- Ich lebe in wahrem Wohlstand.

Übung 2: Treffe dich mit einer Person, die an dein höchstes Potential glaubt und dich dabei begleitet, deine Talente zu erkennen und umzusetzen.

Der Mensch denkt, Gott lenkt.

Oma Erna von Annell aus Mannheim

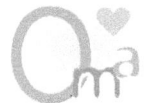

Der Mensch denkt sich etwas aus, was aus seinen Gedankenwellen, den vrittis und aus seinen Erinnerungen kommt. Gefärbt von leidvollen Spannungen ist sein Bewusstsein begrenzt und seine Wahrnehmung meist verzerrt, auch wenn er daran glaubt, dass seine eigenen Gedanken die Wahrheit darstellen. Gott jedoch, der höhere Intelligenz besitzt, sieht und erkennt alles, er ist der Regisseur und lenkt dieses Marionettenspiel mit Liebe und tiefem Durchdringen des Gesamtzusammenhangs.

Unser Denken ist immer Schwankungen ausgesetzt, der große Regisseur jedoch hat diese Wellenbewegungen in den Gedanken nicht mehr, denn seine sind längst zur Ruhe gekommen. Sie sind neutral und nicht gefärbt. Daher kann dieser Regieführung mehr als dem eigenen Denken vertraut werden. Was auch immer geschieht, es liegt in Gottes Händen und nicht in unseren. Manipulations- und Kontrollversuche sind daher zwecklos. Wir können uns etwas ausdenken, einen Plan machen, aber wie sich das Geschehen gestaltet, das wissen wir nicht. Die höhere Kreativität und Intelligenz wird dafür sorgen, dass das Richtige geschehen kann und auf eine Weise, die wir uns meist nie hätten ausdenken können. Je mehr wir das Denken, das von einem Mangel an Information und Bewusstsein geprägt ist, loslassen können und der höheren Fügung vertrauen können, desto leichter und einfacher lässt es sich leben.

Übung 1: Versuche, die Anzahl deiner Gedanken zu reduzieren, indem du beim Ausatmen denkst: Ich lasse alte verbrauchte Gedanken los.

Übung 2: Lies Geschichten, in denen Dinge schicksalhaft zusammengefügt wurden, so dass es aussieht wie ein Wunder. Lasse dich davon inspirieren. Alles ist möglich.

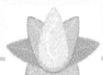

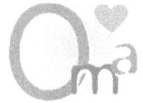

Geben ist seliger als nehmen.

Oma Erna von Annell aus Mannheim

Wer etwas gibt, leistet einen Beitrag zum Wohlergehen der anderen. Das macht Spaß, man freut sich an dem, was aus dem Geben entsteht, ein Lächeln im Kindergesicht, ein Hungriger, der satt wird, ein Kranker, der getröstet wird. Durch unseren Beitrag entsteht etwas Positives und führt zu einem inneren Erleben von Sinn und Wirksamkeit.

Ohne diese Handlung würde es diese positive Veränderung auf der Welt nicht geben. Einen Ort, an den man gekommen ist, sollte immer in einem besseren Zustand verlassen werden, als man ihn angetroffen hat, so sagt man in Indien.

Hier wird die Grenze des Egos überschritten, man ist nun verbunden mit anderen, da man sich hingegeben hat. Wer innere Fülle hat, möchte geben, hat Freude daran und kann gar nicht anders. Die Fülle, aus der geschöpft wird, kommt von innen. Sie bleibt und wird sogar durch das Geben noch stärker. Durch das Geben ist man reich geworden und selig.

Auch das Annehmen des Guten, das ins Leben hineinkommt, ist wichtig. Dankbarkeit und Zufriedenheit stellen sich ein, weil man etwas Wichtiges erhalten hat. Wirklich erfüllend und sinnvoll wird es jedoch dadurch, dass das Erhaltene, z.B. eine Erkenntnis, wieder weitergegeben wird. So bleibt man immer mit den anderen konstruktiv verbunden und jeder wird ein Teil vom anderen.

Ähnlich steht es auch in der Isha Upanishade:

> Fülle wird aus Fülle geschöpft.
> Fülle bleibt.

Übung 1: Wenn du jemandem etwas von dir gibst, beobachte, wie du dich dabei fühlst.

Übung 2: Wenn du etwas von jemandem nimmst, nimm es ganz in dich auf und beobachte, wie du dich fühlst.

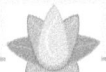

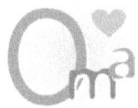

Lieber Geld verlieren, als Vertrauen.

Oma Erna von Annell aus Mannheim

Wenn man Geld verliert, kann man es wieder verdienen, wenn das Vertrauen verloren ist, ist es oft schwer oder sogar unmöglich, es wieder zu gewinnen. Ein Mensch, dem andere vertrauen, ist nie allein. Er wird geschätzt und das ist wertvoller als Geld, denn die Menschen kommen immer wieder, um von ihm Unterstützung zu erhalten. Es kann aber auch sein, dass man das Vertrauen in sich selbst verliert, in das Leben oder auch in Gott. Das ist schwierig, da Vertrauen, shraddha, die wichtigste Methode ist, um Angst aufzulösen. Wer Vertrauen hat, hat wenig Angst und kann sein Leben frei gestalten. Auch in großen Schwierigkeiten, z.B. bei Jobverlust, kann durch das Vertrauen wieder eine neue Aufgabe gefunden werden. Wichtig ist es, auch bei Krankheiten Selbstvertrauen zu entwickeln. Wenn wir an uns und unsere

Fähigkeit zur Selbstheilung glauben, können wir lernen, uns selbst zu helfen.
Vertrauen in sich und in sein Leben kann man dadurch gewinnen, dass man sich immer wieder klarmacht, dass man Teil eines größeren Prozesses ist, der es gut mit uns meint. Für die Weiterentwicklung liegen alle Voraussetzungen vor und somit wird erkennbar, dass unsere Existenz einen tiefen Sinn aufweist.

Übung 1: Mache jeden Tag die Nasenspülung, jalneti. Damit entwickelt sich Selbstvertrauen in die eigene Heilungsfähigkeit.

Übung 2: Wenn du angst bekommst und dir Sorgen machst, wirke immer in Richtung Vertrauen und sage dir: ich vertraue in mein Leben.

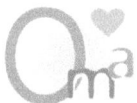

Eine fliegende Krähe hat mehr wie eine sitzende.

Oma Kunigunde von Heike aus Ansbach

Fliegen bedeutet, sich zu erheben, sich zu bewegen, aus Starre und Stagnation heraus in den eigenen Lebensauftrag. Die zwei Flügel im Yoga sind das ununterbrochene Üben, abhyasa und das Losgelöst sein vom Ergebnis, vairagya. Ein ununterbrochenes Üben bedeutet, immer darauf hinzuwirken, dass die Gedanken in die Ruhe kommen. Aus verschiedenen Techniken, wie Körper- und Atemübungen, Entspannung, positive Gedanken, Stille, Kontemplation kann ausgewählt werden, was wirksam ist. Das Fliegen, das Sich erheben über die Materie kann nur dann kraftvoll und effektiv werden, wenn ununterbrochen geübt wird, da die Gedanken ansonsten schnell wieder in Unruhe geraten.

Zusätzlich bedarf es des gleichzeitigen Loslassens, da ansonsten eine Verkrampfung und Anspannung entsteht, die den Flug holprig werden lässt. Während des Fluges erhebt sich der Geist über die materielle Welt und sieht alles sehr klar. Er befindet sich in der Luft, im Äther, akasha und kann beobachten, was unter ihm geschieht.

Dies führt zu größerer Weite und Freiheit. Sich Wegbewegen von der gewohnten Betrachtungsweise hilft, eine neue offenere Perspektive einzunehmen.

Übung 1: Finde etwas, was dich beruhigt und wende es so oft wie möglich an. Das kann auch ein Spaziergang am Wasser sein oder im Wald.

Übung 2: Konzentriere dich auf die Stille zwischen den einzelnen Gedanken.

Gut Ding will Weile haben.

Oma Erna von Annell aus Mannheim

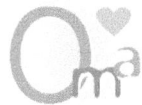
Manchmal wirkt es so, als würden wir nicht weiterkommen. Wir strengen uns an, versuchen uns und unser Leben zu verändern, doch alles scheint zu stagnieren und nicht voran zu gehen. Das ist aber nie der Fall. Da die Veränderung von tief eingekerbten Erinnerungen, unseren Glaubenssätzen, Jahre und sogar Jahrzehnte dauern kann, bedarf es eines starken Geduldsfadens in Kombination mit ununterbrochener Bemühung ohne sich entmutigen zu lassen. Hier kann kein schnelles Ergebnis erzielt werden. Gut ist es, den vorgegebenen Rhythmus einzuhalten und sich damit auszusöhnen, dass es langsamer vorangeht, als wir es uns erhoffen.

Das Gute braucht seine eigene, besondere Zeit. Darauf können wir vertrauen. Das Gute liegt auch in einem langsamen und achtsamen Prozess, der Zeit und Raum lässt wie z.B. in Phasen der Trauer. Die Zeit der Trauer und ihrer Gestaltung hat für jeden Menschen einen eigenen Rhythmus, der beachtet werden will und nie verkürzt werden darf, damit die notwendige Transformation stattfinden kann.

Ebenso brauchen manche Visionen viele Jahre, bis sie sich erfüllen. Eine Yogalehrerin hat sich 10 Jahre lang jeden Tag vorgenommen, sich und ihre Kinder mit Yoga ernähren zu können. Heute hat sie eine gut gehende Yogaschule, bildet selbst aus und kann ihre Kinder gut davon ernähren. Auch eine Eiche oder ein Mangobaum brauchen viele Jahre, bis sie Früchte tragen. So wird es auch in der folgenden Geschichte aus Indien beschrieben:

Einst kam ein König durch ein Dorf. Dort erblickte er einen sehr alten Mann, der Mangobaumkerne in die Erde steckte. Mangobäume haben süße und köstliche Früchte. In den tropischen Ländern gedeihen sie gut,

doch sie tragen erst nach 12 Jahren Früchte. Der König ließ anhalten und sprach: „Alter Mann, du bist über 90 Jahre alt und lebst vielleicht nur noch ein paar Jahre. Weißt du nicht, dass Mangobäume 12 Jahre brauchen, um Frucht zu tragen?" Der alte Mann lächelte. „Mein lieber König, du hast ganz Recht. Doch als ich jung war, genoss ich die Früchte der Mangobäume, die mein Vater viele Jahre zuvor gesät hatte. Diese Bäume sind nun alt geworden und müssen gefällt werden. Ich pflanze zur Freude meiner Kinder neue Bäume. Ich tue also wirklich keine nutzlose Arbeit.
Es ist meine Pflicht, andere mit dem zu versorgen, was ich erhalten habe."

Übung 1: Pflanze einen Baum oder etwas anderes und beobachte so lange, bis etwas wächst.

Übung 2: Lasse dir für deine Projekte die Zeit, die du brauchst und mache immer weiter in kleinen Schritten ohne je aufzugeben.

Übung 3: Denke an die Worte von Shri Yogendraji: Ein Yogi nimmt sich immer so viel Zeit wie nötig.

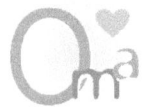

Wer rastet, der rostet.

Oma Erna von Annell aus Mannheim

Wer das Leben als einen reinen Rastplatz ansieht, als einen Ort, der nur zum Ausruhen gedacht ist, wird rosten. Eine gewisse Aktivität, die mit dem Lebensauftrag einhergeht, hält uns jung und fit.

Auch ein älter werdender Mensch hat seinen Auftrag, für den es sich lohnt, sich einzusetzen und zu leben.

Ebenso braucht auch ein älter werdender Körper Bewegung. Wenn die Muskeln nicht bewegt werden, bilden sie sich zurück. Der Körper setzt Fett an, die Lebensenergie, das prana kann nicht mehr fließen.

Es bilden sich Schlacken und Toxine, ama genannt, die sogar zu Krankheiten führen können. So wie ein Maschine, die zu rosten beginnt, wenn sie nicht mehr benutzt wird. Natürlich geht es in dieser Weisheit nicht darum, sich nicht auszuruhen und zu regenerieren. Die Balance zwischen Aktivität und Regenerationsmomenten ist wichtig. Es geht darum, nicht in Untätigkeit, tamas im Yoga, zu versinken. Wenn z.B. die Pensionierung eintritt oder eine ungewollte Arbeitslosigkeit, ist es von großer Wichtigkeit, zu erkennen, welchen Auftrag diese neue Situation mit sich bringt. Vielleicht können nun bisher ungelebte Persönlichkeitsanteile an die Oberfläche kommen und sich ausdrücken: Gartenarbeit, Selbstentwicklung, eine Sprache erlernen oder ehrenamtlich in einem neuen Bereich tätig werden, usw.

Es gilt nun, hinein zu spüren, welcher noch tiefere Lebensauftrag an die Oberfläche kommen möchte, um sich angemessen an diese neue Zeitphase auszudrücken.

In einem Trauerprozess bedarf es oft der körperlichen Bewegung, um der Seele zu zeigen, dass es wieder weitergeht. Der Körper gibt uns dann die neuen Schritte vor. Ebenso wie ein Fluss immer in Bewegung ist, so werden wir vom Leben bis zum letzten Augenblick zu neuer Bewegung und Verwandlung eingeladen.

Übung: Versuche dich täglich, zu bewegen. Das kann Treppen steigen sein, langsames Gehen, einfache Yogaübungen oder Sport. Wenn es dir Spaß macht, dann tanze, das ist eine wunderbare Art, das Einrosten zu verhindern.

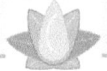

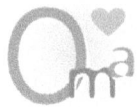 *Sage mir, mit wem du gehst und ich sage dir, wer du bist.*

Oma Anna von Lea aus Stollberg

In einer indischen Schrift, der Bhagavadgita, steht geschrieben, dass vor allem das Essen und die Umgebung den Zustand des Menschen prägen. Daher ist es wesentlich, sehr sorgfältig und achtsam das eigene Umfeld auszuwählen.

Bereits die Eltern sorgen sich, wenn Kinder einen Umgang haben, der sie negativ beeinflussen könnte. Menschen können insbesondere auf Kinder, aber auch auf Erwachsene einen starken Einfluss nehmen. Selbst Worte können eine intensive Wirkung haben. Sie können Fenster oder auch Mauern sein.

Üblicherweise besteht eine gewisse Anziehungskraft, die uns zu bestimmten Freundschaften, Menschen oder auch Lehrern führt. Daher liegt es nahe, aus dem Umgang, den man pflegt, Rückschlüsse auf die Persönlichkeit zu ziehen. Sehr spannend wird dieser Zusammenhang, wenn man von jemandem etwas lernen will. Upanishad, nahe bei einem Lehrer sitzen, ist ein wichtiger Faktor im Yoga, um etwas optimal aufnehmen zu können. Schon die Schwingung des Lehrers oder der Lehrerin wirkt auf den Schüler ein. Der Lehrer bzw. die Lehrerin weiß mehr als ich und wenn ich daneben sitze, wie es im Urwald in früheren Zeiten üblich war, können mich dieses Wissen und die Gegenwart des Wissenden nach oben ziehen. Die Schwingung und die Energie eines Menschen, der in sich ruht, dessen Gedanken zur Ruhe gekommen sind, hat eine wohltuende Auswirkung auf diejenigen, die damit in Kontakt kommen. Daher bedarf es achtsamer Überlegung, von wem man etwas lernt, wem man seine Visionen erzählt und von wem man sich beraten lässt.

Im Krankheitsfalle brauchen wir eine Verbindung mit jemandem, der Heilungsgeschichten erzählt und keine Diagnosen stellt.

Besonders Menschen, die ihren Lebensauftrag voll ergriffen haben, wissen oft viel mehr als andere, da sie sich pausenlos mit ihrem Thema beschäftigen und aus innerer Motivation arbeiten.

Wenn man in einem Umfeld lebt, in dem viel Unruhe herrscht und man kommt nicht davon weg, vielleicht weil es die Familie ist oder ein Büro, dann kann man versuchen, die Sache selbst in die Hand zu nehmen. Als Kapitän des eigenen Lebensschiffs können wir versuchen, die Energie im Umfeld zu erhöhen, indem wir die Initiative zur Verbesserung ergreifen. So schnell, wie sich Menschen nach unten ziehen lassen, so gerne machen sie auch bei produktiven Projekten mit.

Übung 1: Überlege dir etwas Inspirierendes, womit du dein derzeitiges Umfeld positiv beeinflussen kannst. Es kann auch etwas ganz Einfaches sein, wie ein tolles Blumengesteck, das alle erfreut und den Geist erhebt.

Übung 2: Suche dir wohlüberlegt aus, wer dich beraten soll.

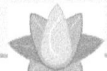

achtsamkeit

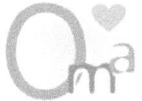

Messer, Gabel, Schere, Licht, ist für kleine Kinder nichts.

Oma Gertrud von Peter aus Karlsruhe-Durlach

Die Kindheit, in der indischen Philosophie bis zum 25. Lebensjahr, ist eine Zeit des besonderen Schutzes. Alles, was das Wohl des Kindes gefährden könnte, wird ferngehalten, damit eine gesunde Entwicklung zur reifen Persönlichkeit stattfinden kann. In der Kindheit, der Zeit von Brahmacharya, soll das Kind eine Anleitung finden, um zu lernen und um ethische Werte zu erkennen und zu verinnerlichen. Im Indien der früheren Tage brachte man das Kind zu einem Lehrer, damit es unter bestmöglichen Umständen etwas lernen konnte wie z.b. ein Musikinstrument spielen, Tanz oder ähnliches. Ein Kind braucht, ebenso wie ein Baum, eine gute Verwurzelung. Alles ist auf die Bedürfnisse des Kindes abgestimmt, es erhält Sicherheit und Schutz, auch vor sich selbst. Messer, Schere, Feuer werden von ihm ferngehalten. In der gewaltfreien Kommunikation gibt es die schützende Gewalt, die dennoch als gewaltfrei eingestuft wird. Ein Kind, das auf die Straße rennt, auf der auch Autos fahren, kann auf den Arm genommen und von der Straße weggetragen werden als Form der schützenden Gewalt, um es von der Gefahr abzuhalten.

Das Kind wird vor der eigenen Unwissenheit, durch die es sich selbst verletzen könnte, geschützt.

Gerade in der Kommunikation mit Kindern bedarf es besonderer Achtsamkeit, damit sie nicht in die Gefahr kommen, sich selbst zu beschuldigen und negativ über sich zu denken. Sie reagieren oft sehr feinfühlig auf Formulierungen wie „Ich bin enttäuscht von dir." So etwas kann ganz leicht zu Schuldgefühlen führen, deren Auswirkungen bis ins hohe Alter bemerkbar sind. Es wäre daher eine besondere Aufgabe, die Kinder zu ermutigen, sie selbst zu sein und ihre Gefühle und Bedürfnisse ausdrücken zu lernen.

Dr. Jayadeva pflegte zu sagen, dass wir uns nicht von den Kindern abhängig machen sollen und sie loslassen sollen.

Übung: Versuche, einem Kind Mut zu machen, sich selbst zu sein und auszudrücken, was in ihm lebendig ist.

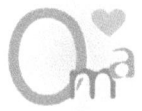

Der Krug geht solange zum Brunnen bis er bricht.

Oma Helga von Anna aus Nürnberg

Die Dinge halten einen gewissen Zeitraum, so lange, bis sie kaputt gehen. Alles hat eine bestimmte Dauer. Wenn der Krug zerbrochen ist, kann er nicht mehr repariert werden. Von vorneherein war es klar, dass er nur für eine bestimmten Zeitdauer benutzbar sein würde. Sobald er zerbrochen ist, hat er seine Funktion verloren. Alles Materielle bricht eines Tages. Auch der Körper dient nur für ein gewisses Spektrum an Jahren dazu, das Schicksal aufzuarbeiten. Wenn er vergeht, kann an diesen Themen in der alten Form nicht mehr weitergearbeitet werden, da es faktisch unmöglich geworden ist. Die Akzeptanz dieser Begrenztheit der Materie führt zu einer gewissen Nüchternheit und Objektivität. Auch hierin liegt wieder die inhärente Botschaft, den Widerstand gegen die Realität aufzugeben, um die Wahrheit in ihrer Tiefe zu verstehen. Etwas, was per se vergänglich ist, kann nicht für immer bestehen, es muss und wird zerbrechen wie der Krug. Solange der Krug jedoch noch ganz ist, kann er jedoch genutzt werden und zum Brunnen der Erkenntnis gehen. So haben wir alle bis zum Ende unserer Tage einen großen Nutzen und eine Aufgabe auf dieser Erde.

Übung: Mache dir klar, dass auch du bis zum letzten Augenblick deines Lebens eine Aufgabe hast und gib dies – wenn du es für richtig hältst - an Menschen weiter, die daran zweifeln.

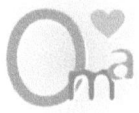

Vom Wünschen ist noch niemand reich geworden.

Oma Erna von Wolfi aus Schimmel

Wenn Wünsche erfüllt werden, wundert man sich oft, dass man gar nicht so glücklich ist, wie erwartet. Oft ist man nur für einen kurzen Moment glücklich, bis der nächste Wunsch wie Unkraut aus dem Boden sprießt. Unsere Wünsche verbannen das Verweilen im Augenblick, da wir durch das gewohnheitsmäßige, fast suchtartige Wünschen nicht mehr in der Gegenwart ruhen, sondern schon mit einem Bein in der Zukunft stehen. Zahllose Wünsche überfallen uns, so dass wir oft zerrissen und unglücklich sind. Die gesamte Lebensenergie fließt in die Erfüllung dieser unzähligen Wünsche. Je leerer wir uns im Inneren fühlen, umso mehr Wünsche quellen aus uns hervor. Werden sie nicht erfüllt, entsteht neues Leid. Im Yoga werden wir dazu angeregt, die Wünsche zu überwinden, und sich sogar ganz von ihnen abzulösen. Der Geist wird durch die eigene Praxis des Yoga immer mehr mit Licht, Klarheit und Wahrheit angefüllt, so dass er ruhig wird und eine tiefe Zufriedenheit von innen heraus entstehen lässt, die sich völlig unabhängig von der Befriedigung von Wünschen heraus entwickelt.

Dies führt zu innerem Reichtum und zu einer inneren Freiheit jenseits der Sinnlosigkeit, die sich im Nachrennen von äußeren Dingen wie z.B. Liebe von anderen, Wertschätzung von anderen, Essen, neue Kleider und neuer Besitz zeigt und immer nur mit Enttäuschung einhergehen muss.

Am effektivsten wird die innere Leere mit Liebe gefüllt, die aus dem eigenen Selbst kommt, so dass wahrer Wohlstand entsteht.

Übung: Wenn etwas Positives in dein Leben kommt, versuche es wahrzunehmen und dich ganz lange daran zu freuen. Je dankbarer du dich fühlst, umso weniger schnell wünschst du dir das nächste.

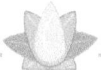

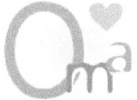

Einen alten Baum sollte man nicht mehr umpflanzen.

Oma Erna von Wolfi aus Schimmel

Ein alter Baum hat tiefe Wurzeln geschlagen, ist tief verankert im Boden, seiner Heimat. Er hat nicht mehr die Kraft und den Willen, eine neue Heimat zu finden. Hier hat er gelebt, hier möchte er sein Leben eines Tages beenden. Dieser Ort ist zu einem Wirkungsraum, einem Kraftplatz geworden. Ein stabiler Ort, an dem man seinen Platz ganz einnehmen kann ist gut für die Selbstentwicklung, da hier die Ablenkung gering ist.
So kann man sich im Alter ganz auf die Transzendenz konzentrieren. Die Energie wird nicht damit verbraucht, dass man versucht, sich einen neuen Ort zu gestalten, sondern kann ganz für die innere Arbeit und für die Vorbereitung auf den großen Wandel verwendet werden.
In der heutigen Zeit sehen sich viele Menschen jeder Altersgruppe gezwungen, auf oft gefährlichen Wegen ihre Heimat zu verlassen. Sie fliehen vor Tod, Folter, Verfolgung, Hungersnot, Epidemien usw. Oft

kommen sie in einem hohen Alter in Deutschland und auch in anderen Ländern an, kennen weder Land noch Kultur und sprechen eine andere Sprache. Ihre alten vertrauten Plätze, die alten Freunde, mit denen sie ihr Leben geteilt haben, sind für immer ihrem Leben entrückt. Nichts ist mehr so, wie es einmal war. Was ein ganzes Leben wichtig und bedeutsam war, ist nun ganz weit weg und unerreichbar geworden.

Für uns bietet das die Möglichkeit, sich in das Schicksal dieser alten Menschen einzufühlen und ihnen eine Hand zu reichen, eine Verbindung zu schaffen wie eine Brücke, die einen Halt bietet in diesem umgepflanzten Dasein.

Ebenso kann diese Weisheit eine Anregung bieten, unseren alten Menschen eine Veränderung der Lebenssituation so angenehm wie möglich zu machen, so sanft wie möglich und sie immer wieder zu fragen, was sie möchten.

Übung 1: Mache eine Meditationshaltung wie z.B. den Schneidersitz, schließe die Augen und sage dir innerlich: dieser Augenblick ist meine Heimat.

Übung 2: Tue etwas für jemanden, der seine Heimat verloren hat, es kann etwas sehr Kleines sein, schenke ein Lächeln, ein freundliches Wort. Danke.

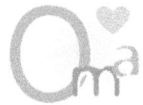

Weniger ist mehr.

Oma Erna von Annell aus Mannheim

Im Yoga wird die Reduktion von Sinneswahrnehmungen angestrebt, da sehr viel Energie über die Sinne, insbesondere über die Augen verloren geht. Eindrücke, die aus Werbeplakaten, Fernsehsendungen, Zeitungsartikeln stammen, können zu Assoziationen und Gedankenketten führen, die verarbeitet werden müssen. Je weniger dieser Eindrücke aufgenommen werden müssen, umso einfacher wird es, sich auf Wesentliches zu konzentrieren. Auch überflüssiger Besitz, zu viele Möbel, Kleider, Bücher etc. können sehr belasten. Ein einfaches Leben regt zu hohem Denken an. Natürlich ist es auch besser, weniger Stress zu haben, weniger Anspannung, so dass Ruhe, Entspannung und Balance entstehen. Bindet man sich innerlich weniger an die materielle Welt, die zum Teil aus Häusern, Autos, und auch Beziehungen zu Menschen besteht, so genießt man innerlich mehr Freiraum. Selbst wenn man weniger der Wertschätzung der anderen hinterher rennt, genießt man häufig mehr Respekt als zuvor. Je weniger Gedanken entstehen, desto mehr Ruhe und Zufriedenheit kehrt in den Geist ein. Die Reduktion führt daher oft zum Zugewinn an Ruhe, Lebensenergie und Lebensfreude. Weniger ist mehr.

Übung: Betrachte deinen Keller und überlege dir, was du nicht mehr brauchst und entsorge es.

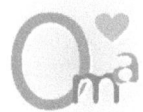

Wer die Wahl hat, hat die Qual.

Oma Erna von Annell aus Mannheim

Nicht mehr wählen zu müssen bedeutet, dass die Gedanken, die vrittis zu einem Stillstand gekommen sind. Angekommen im eigenen Inneren, befindet man sich in einem Zustand der Ruhe und ist nicht mehr hin- und her gerissen zwischen der Dualität des Lebens.

Die Gedanken kommen insbesondere dann zum Stillstand, wenn in der Tiefe eine bewusste Entscheidung gefällt wurde, einen bestimmten Weg zu gehen. Hat man sich entschieden, so lernt man durch das Vertrauen in diesen bestimmten Weg, zu beobachten, was geschieht. Nun kommen Dinge und Situationen auf uns zu und wir werden eingeladen, sie in unser Leben aufzunehmen. Da wir wissen, dass wir uns auf dem für uns richtigen Weg befinden genügt es nun, das geschehen zu lassen, was geschehen soll aus dem inneren Wissen heraus, dass sich die Dinge nur noch entfalten, um unsere Weiterentwicklung anzukurbeln. Anstatt selbst aus einer begrenzten und von der Vergangenheit einfärbten Sichtweise heraus zu wählen, überlassen wir die Wahl der höheren Intelligenz und damit einer Instanz, die sich in citta vrtti nirodha, einem Zustand absoluter Stille befindet. Nun bedarf es einer feinen und aufmerksamen Wahrnehmung für subtile Details, die den nächsten Schritt aufzeigen. Damit das qualvolle Suchen und Wählen aufhört, begeben wir uns in den Zustand des Nicht Wählens und werden zum entspannten Beobachter, oder zur Beobachterin unseres Lebens.

Übung: Wenn du vor deiner nächsten Entscheidung stehst, beobachte ganz genau, was geschieht. Jede Kleinigkeit kann dir einen Hinweis geben. Was sagen die Leute zu dir, die du vielleicht auch nur auf der Straße triffst? Welche Sprüche, Geschichten, Hinweise liest du in Zeitschriften oder Büchern?

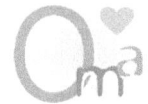

Hochmut kommt vor dem Fall.

Oma Erna von Annell aus Mannheim

Hierin ist eine Warnung zu erkennen: wenn du denkst, du bist den anderen überlegen, wenn du denkst, du bist stärker, gebildeter oder mit edleren Eigenschaften ausgestattet, dann wirst du fallen, eine Niederlage durchleben. Wer sich mit einer Siegerposition identifiziert, bei der er den anderen überlegen zu sein scheint, trennt sich von den anderen ab. Man steht nun etwas erhöht auf einem Podest. Damit kann man sich nicht mehr auf der gleichen Ebene verbinden. Das Ego hat sich aufgebläht und erhofft sich nun, Kontrolle über das Leben und andere Menschen zu haben. Dieser Irrglaube wird anschließend durch den Fall, die Niederlage, korrigiert. Das tiefe Fallen kann nun zur Erkenntnis des eigenen Irrtums führen und uns dadurch in die Demut bringen. Dies ist der Moment, zu erkennen, dass wir alle in einem Boot sitzen. Jeder Mensch erleidet in seinem Leben Niederlagen, egal, wieviel Leistungen er vollbringt, wie viele Medaillen und Preise er gewonnen hat.

Es birgt ein Risiko, zu denken, man sei stärker, gebildeter, oder spiritueller als andere, denn wir sind auf der seelischen Ebene alle gleich als Teil dieser Schöpfung. Wer an die Trennung glaubt und an diesem Konzept festhält, denkt automatisch, er sei anders und möchte sich erhöhen. In der Demut erkennen wir unsere Verbundenheit mit den anderen.

Auch der Demütige erleidet Niederlagen, aber er fällt nicht, da er sie als Lernmomente akzeptiert und das, was ihm widerfährt akzeptiert. Auch in sehr schwierigen Situationen kann er klar sehen, dass es gerade jetzt etwas Wesentliches zu erkennen gilt. Da er mit Gott verbunden ist, weiß er, dass er selbst nicht alles macht, sondern dass Gott als Form der höheren Intelligenz alles lenkt. Daher schreibt er selbst Höchstleistungen nicht sich selbst, sondern der höheren Fügung zu. Damit hat er die Höhen und Tiefen seines Lebens als Prozess akzeptiert und weiß, dass er in seiner Entwicklung unterstützt wird. Der Demütige kann nie irgendwohin fallen, da er ohne jeden Widerstand alle Ereignisse als höheren Willen annimmt. Tief verbunden mit allen Wesen sieht er sich als Teil eines größeren Ganzen.

Der indische Weisheitsgelehrte Sant Kirpal Singh wurde einmal gefragt, was das Wichtigste in der Spiritualität sei. Seine Antwort lautete: Demut, Demut, Demut.

Übung 1: Übe einen Tag lang bei allem, was dir widerfährt, innerlich zu sagen: Etwas Wunderbares ist geschehen, auch wenn es etwas ist, was dir missfällt.

Übung 2: Versuche, in deinen Gesprächen die Verbundenheit mit den anderen Menschen wahrzunehmen.

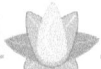

Dankbarkeit

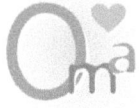

Wer den Pfennig nicht ehrt, ist den Taler nicht wert.

Oma Inge von Sophia aus Mannheim

Alles, was uns gegeben wird, kann mit Wertschätzung und Achtsamkeit wahrgenommen und erkannt werden. Wer für die Fülle des Universums offen werden möchte, kann auf die kleinen subtilen Zeichen der Schöpfung achten, z.B. wenn ein Cent irgendwo auf dem Boden liegt – für dich! Allen Dingen die Ehre zu geben, d.h. sie zu achten und sie zu wertschätzen und dafür Dankbarkeit empfinden weist den Weg in immer größere Fülle. Je mehr Achtsamkeit allen Geschenken, die wir erhalten, entgegengebracht wird, sei es ein Stück Brot, ein Apfel, ein Bett, ein Dach über dem Kopf, ein freundliches Wort, umso größere Geschenke wollen in unser Leben hinein. Wir ehren den Pfennig, oder heute den Cent und zeigen damit Achtsamkeit und Dankbarkeit für alles, was uns gegeben wird. Somit entsteht der offene Raum, der noch mehr Gaben erst möglich werden lässt. Diese Bescheidenheit, Demut, dieser Respekt, den wir zeigen führt in ein Leben voller Goldtaler. Wir zeigen, dass wir den Taler auch wert sind. Wer nichts übersieht, dem wird immer mehr gegeben. Dies ist ein wertvolles spirituelles Gesetz, das direkt in den wahren Wohlstand führt, der schon im Rigveda, einer der ältesten Schriften der Welt, beschrieben wurde.

Übung: Bedanke dich (kann auch nur innerlich sein), für Wohlstand in jeder Form, der zu dir kommt. Schreibe ein ‚Danke' auf Rechnungen und bedanke dich, wenn jemand Rechnungen an dich zahlt.

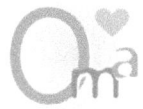

Denke morgens: worüber kann ich mich heute freuen?

Oma Elisabeth von Elisabeth aus Hamburg

In der Morgenstunde offenbart sich der neue Tag wie ein neues Leben. Jeder Morgen birgt die Gelegenheit, sich für ein neues Leben zu entscheiden. Was frühstücke ich heute? Wie kann es meine Gesundheit unterstützen?
Was denke ich heute und welche Informationen lasse ich auf mein System einwirken? Was ist gut für mich, was macht mir Freude, dieser Gedanke gibt dem Tag eine Struktur. Dieser rote Faden der Freude ist eine Anleitung, alles wahrzunehmen, was Freude auslösen könnte. Vielleicht gibt es kleine Rituale, wie z.B. eine Morgenbesinnung, Teetrinken, eine schöne Mittagsruhe oder ein nachmittägliches Treffen mit einer lieben Person. Oder man kann sich Freudvolles gestalten, wie einen Blumenstrauß arrangieren, Farben in die Wohnung bringen, den Garten

in einen magischen Ort verwandeln. So wie ein griechischer Dichter empfahl: Wenn du den Frühling nicht findest, dann mach ihn.

Schöne Hobbies können auch viel Freude in den Tag hinein bringen, Tanzen, Singen, Gitarre spielen, Tagebuch schreiben und seiner Kreativität wild und zügellos ihren Lauf lassen. Wer die Freude in seine Tage einlädt ist immer kreativ und damit entsteht noch mehr Freude, die eine starke Auswirkung und Anziehungskraft auf die Umgebung ausstrahlt.

Wer momentan keine Energie aufbringt, etwas selbst zu gestalten, kann sich darüber freuen, dass er atmet, dass er sich bewegen kann, sehen und hören kann und sich dabei für Unvorhergesehenes öffnen, was zu ihm kommen kann. Diese Reflexion über das, worüber man sich freuen kann ist wie ein Training oder eine Programmierung. Man kann sich vornehmen, sich zu freuen.

Wenn man gar nichts erkennen kann, was einen erfreuen könnte, so kann man sich am Erfolg der anderen mitfreuen. Diese Freude kann ebenso intensiv gefühlt werden wie eigenes Glück. Es ist dasselbe Gefühl. Auch die Freude an Ideen, Gedanken und kreativen Eingebungen der anderen erhöht die eigene Energie und kann oft im Zusammenwirken zu etwas viel Größerem und Weiterem führen. Je subtiler die Wahrnehmung wird, worüber man sich freuen kann, umso größer wird die innere Freude.

In der Tiefe können wir uns in jedem Moment darüber freuen, dass wir uns weiterentwickeln dürfen und wirksam werden dürfen.

Denn jeder Tag eröffnet den Raum, sich tiefer ins Licht hinein zu bewegen, sich umzuwandeln und den Geist zu transzendieren.

Übung 1: Erfreue dich an etwas, was ein anderer Mensch tut. Es kann auch jemand sein, den du nicht persönlich kennst, nur aus der Zeitung oder aus dem Fernsehen.

Übung 2: Versuche jeden Tag, etwas kreativ zu gestalten, was dir Freude bereitet. Es ist völlig egal, was es ist.

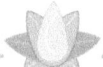

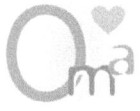 *Solange ich einen Kamin habe, geht es mir gut.*

Oma Andrée von Olivier aus Frankreich

Wer so denkt, für den bedarf es nur wenig, um es sich gut gehen zu lassen und glücklich zu sein. Ein bisschen Wärme und Geborgenheit, die durch ein Feuer entsteht, genügt, um sich wohl zu fühlen. Wer in sich ruht, kann mit Klarheit erkennen, wie wenig es bedarf, um Behaglichkeit und Lebensfreude in sich wach zu rufen und damit das wert zu schätzen, was man hat. Dazu gehört auch Bescheidenheit und Genügsamkeit.

Im Kaminfeuer liegt auch eine Verbundenheit zur Natur und zu den Elementen Holz und somit Erde und Feuer. Durch das Feuer entsteht Umwandlung und Transformation, so wie vielleicht auch in der das Feuer betrachtenden alten Frau, die so viele Erfahrungen gemacht hat und für sich erkannt hat, was eigentlich wirklich wichtig ist. Ganz sicher gehört eine hohe Wertschätzung für die kleinen Dinge des Lebens dazu. In der Ruhe und Beschaulichkeit beim Beobachten des Feuers liegt ein Schlüssel zum einfachen Leben.

Das Schätzen von allem, was da ist, ohne den Blick auf das zu werfen, was fehlt, ist ein Weg in die Demut und Akzeptanz und damit direkt in die Spiritualität.

Übung 1: Wenn du im Winter die Heizung anmachst, bedanke dich innerlich. In vielen Teilen der Welt gibt es keine Heizungen und es ist bitterkalt im Winter, z.B. in Nordindien.

Übung 2: Wenn du heißes Wasser benutzt, denke an die vielen Menschen, die nur kaltes oder überhaupt kein Wasser zur Verfügung haben und bedanke dich innerlich.

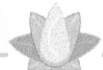

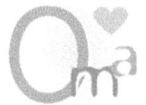

Man soll die Feste feiern, wie sie fallen.

Oma Erna von Annell aus Mannheim

Im Leben gibt es Augenblicke, die sich aus dem Lebensfluss heraus gestalten. Plötzlich findet etwas Besonderes statt, was auch nur in diesem Augenblick geschehen kann. In solchen Momenten kann jenseits des Programms im Kopf etwas erkannt werden. So eine besondere Gelegenheit kann unerkannt vorübergehen und dann nicht mehr gefeiert und genutzt werden. Jemand, den wir schätzen, kann sterben und wir können dann nicht mehr gemeinsam lachen, Danke sagen, etwas wieder gut machen, etwas zusammen genießen. Ebenso vergehen Augenblicke mit Menschen, die uns fremd sind und denen wir nur für ganz kurze Zeit begegnen, ohne dass wir ihnen etwas von uns schenken.

Die Feste und damit das Leben zu feiern, heißt auch, jede Situation zur eigenen Entwicklung zu nutzen. Dazu bedarf es der Wahrnehmung dieser Gelegenheit, d.h. sie zu erkennen und sie dann aufgrund der eigenen Wachheit und Präsenz zu ergreifen.

Das Leben feiern ist ein Bedürfnis, das sich in allen Kulturen der Welt herausentwickelt hat.

Das Leben feiern ist absolute Präsenz für jeden Moment, den wir auf dieser schönen Erde verbringen dürfen, so dass keiner dieser kostbaren Augenblicke und somit aneinandergereihter Feste verloren geht.

Übung 1: Feiere mit einer dir nahe stehenden Person ohne Grund einen schönen Tag, so als wäre es ein Geburtstag oder als hättest du einen neuen tollen Job.

Übung 2: Versuche, die besondere Gelegenheit in deinem Leben zu erkennen und sie am Schopf zu packen. Das Schlimmste, was passieren kann, ist, dass du einmal zu viel gefeiert hast.

ubuntu – einheit

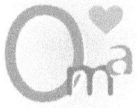

Gehe nicht vor mir, denn ich werde dir nicht folgen.

Gehe nicht hinter mir, denn ich werde nicht auf dich warten.

Gehe neben mir, denn du und ich sind eins.

Oma von Canan aus der Türkei

Jeder Mensch hat einen eigenen Weg und einen eigenen Rhythmus. Folgt man jemanden nach, so ist es nicht mehr so ganz der eigene Weg. Hat man jemanden hinter sich, so muss man ihn „mitschleppen" und wird unter Umständen ausgebremst. Ein gemeinsames Gehen ohne sich zu dominieren, also auf Augenhöhe, gibt Kraft. Die gemeinsame Kreativität und Kooperation macht Dinge möglich, die oft alleine unmöglich werden. Wenn die kreativen und intelligenten Fähigkeiten im Team oder in der Partnerschaft zusammenwirken, entsteht oft etwas, was größer ist als das, was der Einzelne erschaffen kann. Die Einheit macht uns die Stärke des Individuums bewusst und sinnlos gewordene Hierarchien wandeln sich um in lebendigen Selbstausdruck der Personen. Wir gehen ohne Angst und Bedrohung neben einander, dabei übernimmt keiner das Kommando und keiner wird unterdrückt, denn es ist eine gemeinsame Reise. Ein

Experimentieren ins Unbekannte hinein ohne sich Vorschriften zu machen, beflügelt den Einzelnen zur höchsten Form des Selbstausdrucks. Wenn sich dieses tiefe Verständnis der Einheit aller Wesen im Inneren integriert, entsteht eine starke Motivation, auch den Pflanzen und Tieren gegenüber diese gewaltfreie innere Haltung einzunehmen, die ihnen ein Leben in Freiheit ermöglicht.

Übung: Wenn du das nächste Mal mit jemandem zusammen etwas gestalten möchtest, frage die Person, was genau sie fühlt und braucht, um sich beim gemeinsamen Zusammenwirken wohl zu fühlen. Bringe dich auch selbst so ein, dass eure Ideen transparent werden und zusammenfließen können. Das bringt viel Spaß und führt zu außergewöhnlichen Ergebnissen.

gesundheit

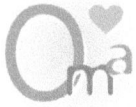

Alle Wünsche werden klein, gegen den, gesund zu sein.

Oma Marie von Christine aus Grafendorf

Die Gesundheit ist die Vorbedingung, um sich wohl zu fühlen und Sachen verwirklichen zu können. Ein kranker Mensch wünscht sich nichts sehnlicher, als endlich wieder schmerzfrei zu sein und seine Aufgaben wieder aufnehmen zu können. Hier ist ein Hinweis zu sehen, sich nicht in den materiellen Wünschen zu verlieren, sondern den Fokus auf die eigene Gesundheit zu legen. Gesundheit als wertvollstes Gut bedarf einer gewissen Aufmerksamkeit. Sich selbst in einen guten körperlichen und geistigen Zustand zu bringen, steht im Yoga an erster Stelle von fünf Verantwortungsbereichen. Nur wer in einem stabilen Zustand ist, sieht sich in der Lage, andere zu unterstützen. Dies als oberste Priorität zu erkennen, hat zur Folge, die anderen Wünsche nicht zu groß werden zu lassen.

Zur Gesundheit gehört auch die eigene psychische Stabilität und in seiner Mitte zu sein. Dies wird insbesondere durch die Ruhe in den Gedanken gewährleistet. Wer sich für diese innere Ruhe einsetzt, leistet einen großen positiven Beitrag zu seiner körperlichen und geistigen Verfassung. Dies ist die beste Gesundheitsvorsorge, die gleichzeitig zur Freude am Leben führt.

Übung: Setze den Fokus auf deine Gesundheit, in dem du jeden Tag etwas einbaust, was diese fördern kann, z.B. trinke jeden Tag viel Wasser.

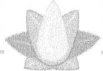

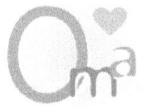 *Reinheit ist die halbe Gesundheit.*

Oma Bega von Valbona aus Montenegro

Reinheit ist eine Grundbedingung für Gesundheit. Die Menschen aus Ladakh in Nordindien, einem Gebiet, das zwischen 3.600 und 5.500 Meter Höhe liegt, putzen sich weder die Zähne noch waschen sich. Sie kennen es einfach nicht. Oft fallen ihnen dann sehr früh die Zähne aus, sie haben Körperläuse, Flöhe, Würmer und sterben früh. Natürlich führen auch noch andere Faktoren, wie z.B. die sehr harten Lebensbedingungen und das kalte Klima zu dieser Situation.

Reinigung auf der körperlichen Ebene ist auch im Yoga von höchster Bedeutung. Dazu gehören wichtige Reinigungstechniken wie die Nasenreinigung, Zungenreinigung, Augenreinigung usw. Auch Reinlichkeit in der Wohnung und beim Essen werden stark betont. Die Wohnung sollte immer so sauber sein, dass sich eine Göttin, wenn sie plötzlich vor der Tür stehen würde, wohlfühlen würde.

Gerade auch vor dem Ausführen von Yogaübungen und Meditation und Gebet ist es empfohlen, zu duschen oder zu baden und sich saubere Kleidung aus Baumwolle anzuziehen. Einerseits führt dies zum Empfinden von Frische und Wachheit, andererseits ist es auf der psychischen Ebene ein Ritual, um rein vor Gott zu treten und damit eine Vorbereitung auf die innere Reinigung des Herzens. Sauca, die Sauberkeit, wird im Yoga jeden Tag beachtet. Die Nasenreinigung beugt Erkältung, Nebenhöhlenentzündung, Allergien vor und stabilisiert somit das Immunsystem. Die Zungenreinigung entfernt Toxine von der Zunge, die somit nicht mehr in den Magen gelangen und die Augenreinigung sorgt für die Entfernung von Staub aus den Augen. Auch die empfindliche Gesichtshaut freut sich über eine tägliche Reinigung mit Rosenwasser oder Aloe Vera Spray.

Eine Reinigungskur des gesamten Körpers im Frühling oder Herbst in Kombination mit einer Darmreinigung, Shankaprakshalana wirkt befreiend.

Auch ein Reinigungstag in der Woche, an dem man nur Säfte trinkt oder Suppen ist, ist sehr effektiv und entlastet die Verdauungsorgane.

Reinigung hat insgesamt einen sehr positiven Einfluss auf Körper und Seele des Menschen und kann daher als tägliche Routine zur Erhaltung der Gesundheit und Lebensfreude eingesetzt werden.

Übung 1: mache ein reinigendes Salzbad. Dazu 0,5, kg Totes Meer Salz in die Badewanne geben und mindestens eine halbe Stunde drinnen bleiben. Dabei den Körper immer wieder mit einer Bürste bürsten, dann kann sich die basische Wirkung noch besser entfalten.

Übung 2: trinke morgens ein Glas Wasser mit Zitronensaft zur Leberreinigung.

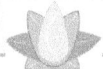

heiterkeit

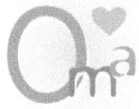

Jeder Tag, an dem du nicht lächelst ist ein verlorener Tag.

Oma Erna von Annell aus Mannheim

Lächeln entspannt die Gesichtsmuskulatur und wenn die Gesichtsmuskulatur entspannt ist, kann sich der ganze Körper entspannen. Wer lächelt, bleibt jung wie ein Kind, das keinen besonderen Grund zum Lachen braucht. Wer lächelt, entspannt sich und kann daher nicht verbittern. Das wirkt wie eine Medizin, die selbst unter widrigen Umständen ihre Heilwirkung entfaltet. Darin zeigt sich eine Liebe zum Leben, die unzerstörbar ist. Denn Humor ist die Liebe Gottes.

Mittlerweile gibt es sogar einen Tag des Lachens, da die Wichtigkeit vom Lachen erkannt wurde. Kinder lieben es, wenn Erwachsene lachen. Männer lieben es, wenn Frauen lachen und umgekehrt. Dabei entsteht das Gefühl von Lebendigkeit, Leichtigkeit und Licht.

Das Leben macht Spaß, auch wenn es viele Herausforderungen gibt. Das Lächeln verbindet uns mit der Schöpfung und hilft auch den anderen, ihre Situation leichter zu sehen. Viele Heilige werden mit einem Lächeln abgebildet und bei vielen Vorträgen von spirituellen Lehrern ist Humor und Leichtigkeit das tragende rhetorische Element.

Übung 1: Versuche, in deiner Lieblingsyogaübung jeden Tag zu lächeln.

Übung 2: Erwidere jedes Lächeln. Trainiere ein wenig, es lohnt sich und ist einfach.

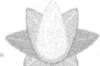

Ein Yogi spricht:

Ein einfacher Weg, um Ärger zu entkräften, ist anfangen zu lächeln. Je mehr du lächelst, umso weniger ärgerst du dich. Dann wirst du herausfinden, dass Menschen, die viel lachen diejenigen sind, die dir damit helfen, das Ärgerlich Werden zu stoppen.

Dr. Jayadeva Yogendra

erinnerungen an omas

Erinnerung an die Oma von Pia aus Schweden

Ich habe meine Großmutter wirklich geliebt. Sie war diejenige, die mir Liebe gegeben hat, als ich klein war. Sie starb, als ich gerade in Malaysia war, der Brief kam 2 Wochen später, so dass ich nicht bei ihrer Beerdigung dabei sein konnte.
Bevor ich diese lange Reise nach Asien antrat, besuchte ich sie ein letztes Mal im Krankenhaus. Ich war ihr erstes Enkelkind und lebte immer in ihrer Nähe. Sie deutete zum Himmel und sagte: „Kannst du die Musik hören? Sie klingt so schön. Sie rufen mich."
Sie hörte wirklich Musik und ich weiß, sie ist mein Schutzengel. Auch erinnere ich mich, dass sie als ich klein war, mir immer ihre offenen Arme entgegenstreckte und sagte: „Komm". Ich erinnere mich an sie als jemanden, der immer lächelte, immer mit offenen Armen, immer tröstend und liebevoll. Auch sagte sie zu meinem Vater: „du musst nett zu dem Mädchen sein", als ich ein Teenager war und gegen die Autorität meines Vaters rebellierte. Ihr Lachen, ihre Liebe waren so ehrlich und wahr, so dass sie mich dadurch lehrte, selbst liebevoll zu sein. Von meinen Eltern konnte ich das nicht lernen. Als ich in der höheren Schule war, zog sie in ein Appartement für ältere Menschen, wo ich sie fast jeden Tag nach der Schule besuchte. Sie fragte mich manchmal: „ wo gehst du hin?" Ich sagte: „ In den Pub." „Ja, tu das", antwortete sie. Sie hat mich nie beurteilt, nur vertraut.

Erinnerungen von Franck aus Mauritius und Frankreich

Unglücklicherweise hatte ich keine Großmutter, denn beide starben, bevor ich geboren wurde. Also ist meine Antwort, was ich von ihnen lernen konnte: Stille. Das ist die Weisheit, die sie mich gelehrt haben.

Erinnerungen an die Oma von Gabi aus Israel

Am 2.4.1942 wurde meine Oma zusammen mit anderen Familienmitgliedern an den Umschlagplatz der jüdischen Gemeinde in Regensburg gebracht. Von dort wurde sie nach Piaski deportiert und dann nach Belzec, wo sie ermordet wurde.
Ich hätte sie gerne als Oma gehabt und innerlich, wenn sie gelebt hätte, wäre mein Leben etwas anders verlaufen.
An ihrem ehemaligen Haus und Geschäft in Regensburg befinden sich Stolpersteine.

Erinnerungen an die Omas von Arif aus New York

Leider habe ich meine beiden Omas nie gekannt. Auch unter den älteren Damen in meiner Familie bleibt keine besondere Weisheit in Erinnerung. Es klingt, als stünde das Weitergeben von Weisheit in meiner Familie nicht im Vordergrund.

Erinnerungen an die Oma von Giovanna aus Italien

Wenn man sich über jemanden oder etwas ärgerte, sagte sie immer "lascia stare", was man sinnbildlich mit "Lass es los" bzw. "Lass es gehen" übersetzen kann. Eine Frau, die den Mut fand, ihr altes Leben hinter sich zu lassen, um ein selbstbestimmtes und glücklicheres Leben zu führen. Sie arbeitete noch bis 81 in ihrem riesigen Garten und tanzte auf jede Musik, aber vor allem auf italienische Folklore und Techno. Nonna Felicia, ich liebe dich. Du machtest deinen Namen alle Ehre.

Erinnerungen an Gabriels Oma Therese aus Wien
Wie ich auf alten Fotos feststellen musste, war meine Oma wohl eine der schönsten Frauen, die man sich vorstellen konnte, als sie jung war. Mit den Jahren formte sich die äußere Ästhetik in Haltung und Würde um. Sie hatte einen Gasherd und mit diesem konnte sie wunderbar backen. Nicht umsonst denken wir an Sachertorten und die Wiener Cafés, wenn es um Mehlspeisen geht. Da konnte meine Oma gut mitreden. Von ihr lernte ich auch das Wort „genießen". Das war für mich bis dahin ein Fremdwort. Ich war davon fasziniert, weshalb ich mich heute noch daran erinnere. Mit breiter Gestik und Mimik erklärte sie mir, was ein „Genuss" ist: Genuss ist, wenn man zum Guten im Leben „ja" sagt. Als ich ihr einmal zeigte, wie artistisch ich *die Brücke* machen konnte – ich war damals vielleicht 5 Jahre alt, da forderte sie mich immer wieder auf, sie nochmal zu machen. „Das ist gesund", meinte sie. Somit war sie sogar so etwas wie mein erster Yoga-Coach.

Erinnerungen an meine Oma Elfriede aus Mannheim
Diese Geschichte habe ich nicht selbst erlebt, sie wurde mir von meinen Eltern erzählt. Im zweiten Weltkrieg war der Bauernhof meiner Großeltern von Amerikanern besetzt. Es gab auch Kriegsgefangene aus anderen Ländern, die auf dem Bauernhof mithalfen. Eines Tages kam ein amerikanischer Offizier in die Küche und sagte, dass die Gefangenen nicht mit am selben Tisch essen dürften. Meine Oma erwiderte diesem Mann: „wir arbeiten zusammen und wir essen zusammen."
Dies zeigt auch ein wenig ihre Art, mit Menschen um zu gehen. In ihrem Hof waren immer Frauen, die uneheliche Kinder von amerikanischen Soldaten bekommen hatten und Nachbarn aus der Umgebung. In späteren Jahren lebte sie mit einer Frau aus Polen zusammen, die ein Zimmer im Haus bewohnte. Alle gehörten zur Familie.

dank

Ich bedanke mich natürlich insbesondere bei meiner Oma für die Lehren, die sie mir durch ihr Sein und ihre Weisheiten vermittelt hat. Da ich in ihrem Haus wohnen darf, fühle ich mich immer mit ihr verbunden. Ebenso meinen Eltern, ohne die ich nicht da wäre und auch nicht da wäre, wo ich heute bin.

Ein besonderer Dank geht an meinen Yogalehrer Dr. Jayadeva Yogendra, an dessen Institut ich ein paar Jahre lernen und arbeiten durfte und der mein ganzes Leben geprägt hat.

Vielen Dank auch an die vielen Omas, die ihre Weisheiten an ihre Enkelkinder weitergegeben haben und an die Enkelkinder, ohne deren Erinnerung die Sprüche nicht im Buch sein könnten.

Danke an das Leben selbst, welches uns mit allen und allem verbindet und uns befähigt, Weisheit zu erlangen.

Martina Weickel

Yogatherapie - Heilanwendungen für Körper, Geist und Seele

Die geistige Wurzel der Krankheitsbilder aus der Sicht des Yoga

An die 40 Krankheitsbilder werden detailliert aus der Perspektive des Yoga beleuchtet. Mit Hilfe der Yogasutras des Patanjali kommt man den geistigen Wurzeln dieser Krankheitsbilder auf die Spur. In jeder Krankheit deutet sich bereits auch die Chance zu einem Wandel des Lebensstils und der Grundhaltung zum Leben an. Yoga hat viele gesundheitliche Auswirkungen für Körper und Seele. Wenn man den Geist beruhigt und die Persönlichkeit klärt, verändert sich vieles zum Guten. Yoga hilft nicht nur mit einfachen Körper-, Atem- und Entspannungsübungen. Wir lernen auch etwas über yogische Körperreinigung, Mudras (bedeutungsvolle Fingerstellungen und Handgesten) und hilfreiche Meditationen. Das Vorwort stammt von Dr. Jayadeva Yogendra aus dem Yoga Institute Mumbai. Er und sein Vater, Sri Yogendraji, gelten als Pioniere auf dem Gebiet der Yogatherapie. Martina Weickel gibt hier die Essenz ihrer an diesem Yogainstitut jahrelang gesammelten Erfahrungen weiter.

Taschenbuch: 320 Seiten
Verlag: Goldmann Verlag (17. November 2014)
ISBN-10: 3442220955
ISBN-13: 978-3442220953

www.classical-yoga.de

 Schau mal vorbei!